国家中医药管理局
▶中医类别全科医师岗位培训规划教材◀

预防医学概论

主编　王泓午

中国中医药出版社
·北　京·

图书在版编目（CIP）数据

预防医学概论 / 王泓午主编 . —北京：中国中医药出版社，2008.11（2023.7 重印）

中医类别全科医师岗位培训规划教材

ISBN 978 – 7 – 80231 – 528 – 0

Ⅰ . ①预…　Ⅱ . 王…　Ⅲ . 预防医学 – 教材　Ⅳ . ① R1

中国版本图书馆 CIP 数据核字（2008）第 166340 号

中国中医药出版社出版

北京经济技术开发区科创十三街 31 号院二区 8 号楼
邮政编码　100176
传真　010-64405721
万卷书坊印刷（天津）有限公司印刷
各地新华书店经销

开本 787×1092　1/16　印张 14　字数 243 千字
2008 年 11 月第 1 版　2023 年 7 月第 13 次印刷
书号　ISBN 978 – 7 – 80231 – 528 – 0

定价　49.00 元
网址　www.cptcm.com

服 务 热 线　010-64405510
购 书 热 线　010-89535836
维 权 打 假　010-64405753

微信服务号　zgzyycbs
微商城网址　https://kdt.im/LIdUGr
官 方 微 博　http://e.weibo.com/cptcm
天猫旗舰店网址　https://zgzyycbs.tmall.com

如有印装质量问题请与本社出版部联系（010-64405510）

《预防医学概论》

编委会

前　言

　　社区卫生服务是城市卫生工作的重要组成部分，是实现人人享有初级卫生保健目标的基础环节。大力发展社区卫生服务，构建以社区卫生服务为基础、社区卫生服务机构与医院和预防保健机构分工合理、协作密切的新型城市卫生服务体系，对于坚持预防为主、防治结合的方针，优化城市卫生服务结构，方便群众就医，减轻费用负担，建立和谐医患关系，具有重要意义。因此，国务院《关于发展城市社区卫生服务的指导意见》以及人事部、卫生部、教育部、财政部、国家中医药管理局联合下发的《关于加强城市社区卫生人才队伍建设的指导意见》，明确提出了"到2010年，全国地级以上城市和有条件的县级市要建立比较完善的城市社区卫生服务，并实现所有社区卫生专业技术人员达到相应的岗位执业要求"的目标。

　　社区卫生服务具有综合、便捷、低廉、持续的特点，治疗的病种以慢性病、老年病为主，强调要将预防、保健、康复、健康教育、基本医疗、计划生育等六个方面为一体，而中医药在这些方面恰恰具有鲜明的优势，能够在社区卫生服务工作中发挥重要作用。

　　为落实国务院关于发展城市社区卫生服务的要求，提高中医药在城市社区卫生工作中的服务能力，国家中医药管理局先后发布了《中医类别全科医师岗位培训管理办法》和《中医类别全科医师岗位培训大纲》，对中医类别全科医师岗位培训工作提出了具体目标和要求。同时，国家中医药管理局人事教育司组织编写了本套"中医类别全科医师岗位培训规划教材"，并委托中国中医药出版社出版，以确保中医类别全科医师岗位培训的实施。

本套教材编写吸收、借鉴了"新世纪全国高等中医药院校规划教材"等系列教材编写的成功经验，专门举行了"中医类别全科医师岗位培训教材的编写工作研讨会"，邀请全国部分省、自治区、直辖市中医药管理部门分管人员以及中医全科医学专家参会，讨论并确定编写教材的目录框架以及参编人员的遴选条件。然后，进行全国招标，确定各门教材主编及主要编写人员，明确要求，统一认识，成立核心编写组，实行主编负责制，确保编写质量。

　　根据《中医类别全科医师岗位培训大纲》内容及学时数要求，本套教材共分八门，包括：《中医全科医学概论》《医学心理与精神卫生》《预防医学概论》《中医养生保健学》《中医康复学》《社区基本诊查技能》《社区中医适宜技术》和《社区临床常见病证及处理》。整套教材着眼于中医全科医学理论及相关知识的培训，注重体现中医特色，重点突出基本理论、基本知识和基本技能的传授。在培训内容的筛选、理论与实践课程的比例等方面均根据城市社区工作的特点和对从业人员的要求，力争满足城市社区卫生服务的需求。

　　"中医类别全科医师岗位培训规划教材"是我国第一套中医全科医学的培训教材，是一项开创性的工作，没有现成的模式可以参照，加之从启动到完成时间较短，故难免有疏漏、不完善之处，希望各地培训机构在使用过程中，及时反馈意见，以便再版时修改、完善，也为该专业其他层次教材的编写积累经验，提供借鉴。

国家中医药管理局人事教育司
2008 年 10 月

编写说明

　　预防医学作为整个医学教育的组成部分，与临床医学密切相关。

　　本教材以中医"治未病"理论与现代三级预防策略相结合为指导，兼顾群体与个体预防，注重对中医类全科医师的培养。预防医学知识面广，涉及内容多，我们本着"以实用为原则，以够用为度"的原则，考虑到全国地域不同，城乡差异等因素，并考虑到中医师的学科思路与特色而进行编写。

　　全书由正文十二章和实习指导组成。在内容安排上强调适合于社区特点、能反映当代疾病预防的新公共卫生概念以及全科医师必须掌握的实用的预防医学知识和技能，尤其强调了预防与保健工作必须对社区、家庭和个人有针对性以及服务对象的参与性。健康观、三级预防、现代医学模式、基本统计学知识、社区常用调查方法、环境与健康、饮食与健康、健康教育与健康促进、传染病、常见慢性病的临床预防服务方法等为本课程的知识要点。

　　我们希望通过教学，使受培训医师能运用当代预防医学知识和技能，并结合全科医学教学的其他教材，为所服务的社区提供符合居民需求的"六位一体"的卫生服务；通过系统地讲授以健康及影响健康因素的关系，有关的预防和控制措施为主要内容的基础知识，培养学生社区卫生现场调查能力，提高其统计分析水平，为学习后继社区卫生服务及从事科学研究打下基础；通过教学使学生了解流行病学与卫生统计学在社区卫生服务中的应用，培养正确的思维方法，提高创新意识。

《预防医学概论》是国家中医药管理局中医类全科医师医学培训用教材，也可以作为高等中医院校中医学专业五年制学生的必修课用教材。

　　本教材在编写过程中自始至终得到了国家中医药管理局、中国中医药出版社相关领导和兄弟院校的支持和帮助；得到了山东大学公共卫生学院李士雪教授、天津医科大学公共卫生学院王建华教授、天津中医药大学公共卫生教研室赵晓梅教授的指导；参考和借鉴了高等医学院校预防医学相关课程教材的体例和资料。在此一并致谢。

　　限于水平，谬误难免，望同仁及读者提出宝贵意见，并通过信件或邮件（email＝wanghw 55@ tjutcm. edu. cn）方式将您的建议和意见邮寄给我们，以便于再版修订时改正。

王泓午

2008 年 8 月

目 录

第 一 章

绪 论

预防医学是现代医学的重要组成部分，预防医学（preventive medicine）、基础医学（basic medicine）和临床医学（clinical medicine）共同构成了医学的三大类学科。

第一节　预防医学的概念、内容及特点

一、概念

预防医学是通过研究环境因素、行为和生活方式、医疗卫生服务、生物遗传因素等对健康的影响、疾病的分布规律，及健康和疾病之间相互演变规律，以制定维护健康、防治疾病、提高生命质量、延长寿命的对策和措施的一门学科。预防医学是以群体为研究对象，运用医学统计学、流行病学、环境卫生科学、社会和行为科学以及卫生管理学等理论和方法来研究影响人群健康和疾病的危险因素，评价致病因素对人群健康的影响，制定疾病防治的科学对策。

二、内容

预防医学的主要内容包括：①医学模式、健康观与三级预防的策略和措施；②群体健康及其影响因素；③环境因素，包括生物、物理、化学和社会等因素对人类健康的影响；④常用医学统计方法；⑤人群健康研究的流行病学原理和方法，包括调查研究、实验研究、健康状况评价、健康危险因素评价和生命质量评价等；⑥社区卫生服务，特别是疾病的社区卫生防治和人群的社区保健，健康促进和疾病预防；⑦突发公共卫生事件的应急处理及预防。

三、特点

预防医学作为一门独立的学科,具有完整的理论体系。它的基本理论观点有以预防为主的观点、大卫生观点、生态平衡观点、疾病的因果多元性观点、量化研究观点和依法治理观点。正是这些理论观点使预防医学不同于临床医学,具有主动性、普遍性、超前性和效益的滞后性,以及社会性和群众性的特点。其特点可以概括为:①工作对象包括个体和群体;②主要着眼于健康人和无症状患者;③研究重点为影响健康的因素与人群健康的关系;④采取的对策更具积极作用,具有较临床医学更大的临床健康效应;⑤研究方法上更注重微观和宏观相结合。与临床医学的区别见图1-1所示。

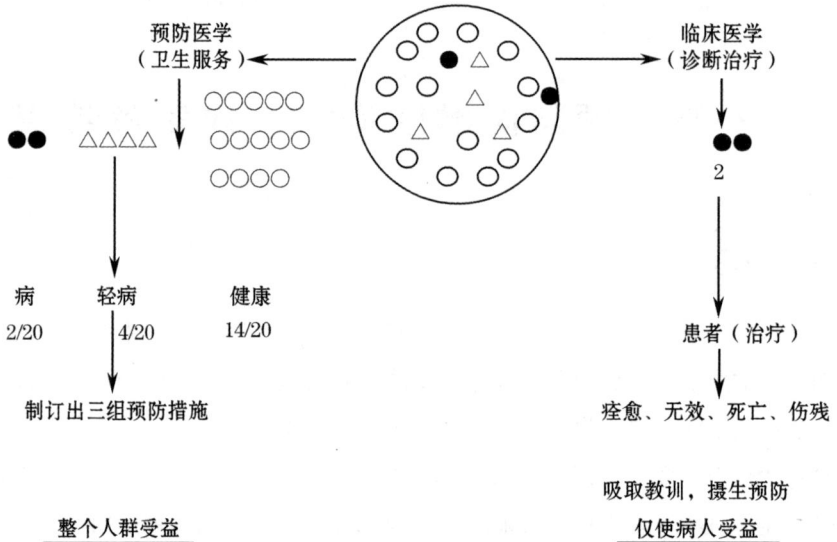

图1-1 预防医学与临床医学对人群健康作用的比较

第二节 医学模式与健康观

一、医学模式

医学模式(medicine model)是人类对健康观、疾病观、死亡观等重要医学观念的总体概括，是医学临床实践活动和医学科学研究的指导思想和理论框架。医学模式是医学整体的思维方法，即解释和处理医学问题的方式。它受到不同历史时期的科学、技术、哲学和生产方式等方面的影响。医学模式的发展经历了神灵主义医学模式、自然哲学医学模式、机械论医学模式、生物医学模式以及生物-心理-社会医学模式（bio-psycho-social medical model）五个阶段。这里主要介绍生物医学模式和生物-心理-社会医学模式。

1. 生物医学模式　西方文艺复兴运动后，医学开始进入实验医学阶段，用生物学的方法研究和解释医学，对人体的形态结构、功能及生理、病理状态下的各种生命现象进行深入研究，致力于寻找每一种疾病特定生理病理变化，发展相应的生物学治疗方法。生物医学模式在保护人类的健康以及对医学的进一步发展中，发挥了重要的促进作用，是长期以来在医学科学界占统治地位的思维方式，也是大多数专科医生用以观察、处理问题的基本方法。然而由于该模式对疾病认识的片面性及局限性，造成医务工作者在防治疾病的过程中只注意疾病的生物因素，而忽视了疾病中心理因素与社会因素的主导中介作用。它的特点是只治病，不治患病的人。

2. 生物-心理-社会医学模式　随着社会经济发展，疾病谱发生了很大改变，用生物医学模式已不能充分地解释现代卫生保健实践中的一系列问题。1979 年，美国医学家恩格尔指出，导致疾病的原因是生物、心理、社会诸方面的，因此，也应该从这几个方面来寻找对抗和治疗疾病的方法。它以系统论为原则，认为人的生命是一个开放系统，通过与周围环境的相互作用，以及系统内部的调控能力，决定健康的状况。其意义在于：①为医学发展指出更明确的方向，拓宽了医学研究的领域，从生物、心理、社会因素出发，对健康和疾病进行综合研究；②揭示了医学的本质和发展规律，从单纯的生物因素扩大到人的社会、心理因素，涉及了人类疾病与健康有关的各种因素，从医学整体出发，提示医生在诊疗疾病时要从生物、心理、社会的三维空间考虑并做出立体诊断；③提示了医疗保健事业改革的必然性。由于疾病谱、死因谱和人口年龄谱的改变，使社区居民的卫生保健需求发生了相应的改变，要求从多方面、多层次积极贯彻预防为主方针，改革卫生服务，包括扩大服务范围，增加服务内容及全面的服务层面等。客观上反映了人们对高质量医疗卫生服务的需求。它的特点是不但治病，还治患病的人。

二、健康观

健康观，即人们对健康的看法，它经历了以下几个认识阶段。

1. 消极的健康观 消极的健康观认为："无病就是健康。"此定义的缺陷是仅从表面观察，它忽视了生理、病理和心理方面更复杂的过程，属于生物医学模式。

2. 积极的健康观 世界卫生组织（World Health Organization，WHO）宪章中，对健康的定义为："是整个身体、精神和社会生活的完好状态，而不仅仅是没有疾病或不虚弱。"认为健康是一种"状态"。人的健康状况往往波动于健康与疾病之间的过程中。它的积极意义是更全面地考虑到人们的生物、心理与社会因素对健康和疾病的作用，说明了生物-心理-社会医学模式是符合现代整体医学模式的。这一健康观也包括了综合性保健观念的三级预防。

1986 年第一届国际健康促进大会确定了新公共健康的概念（即渥太华宪章），其主要精神为：①制定健康的公共政策；②创造支持性环境；③强化社区行动；④发展个人技能；⑤调整卫生服务方向。这一宪章更具体地反映了人们对身心健康的综合需求及人们对健康的全面理解和追求。

3. 健康权 健康更是人类的一项基本需求和权利，也是社会进步的重要标志和潜在动力。联合国《经济社会文化权利公约》第十二条对健康权作出规定：健康权是"人人享有可能达到的最高标准的身体健康和精神健康的权利"。核心内容是"任何国家的任何人都不应该生活在健康基线之下"。

4. 影响健康主要因素 1974 年加拿大卫生与福利部前部长 Marc Lalonde 发表了一篇题为 A New Perspective on the Health of Canadians 的著名报告，把影响健康的因素归纳为四大类：人类生物学、生活方式、环境及卫生服务的可得性。在 4 大因素基础上，社会经济环境和个人因素所占比重最大。

（1）环境因素 包括自然环境（物理、化学、生物因素）和社会环境（社会经济、职业、教育、文化等因素）；

（2）行为生活方式 包括消费类型、各种有害健康的行为等；

（3）医疗卫生服务 包括医疗、预防、康复等机构及社区卫生服务等医疗卫生设施的分配及利用，医疗卫生制度等；

（4）生物遗传因素 造成先天性缺陷或伤残。

这四个因素受到国家经济水平和卫生事业发展的影响，同时还取决于社会群体的文化教育素质、精神文明程度、生态平衡的保持、自然资源的利用以及人口数量等，它们之间相互影响和相互制约，影响到群体的健康水平。

第三节　疾病三级预防策略与公共卫生措施

一、疾病三级预防策略

根据疾病发生发展过程以及健康决定因素的特点，把预防策略按等级分类，称为三级预防（three levels of prevention）策略。

1. 第一级预防（primary prevention）　即病因预防或根本性预防，是在疾病尚未发生时针对病因采取的预防措施，是预防控制和消灭疾病的根本措施。它包括健康促进和健康保护两个方面。健康促进是创造促进健康的环境，使人群避免或减少对病因的暴露，改变机体的易感性，使健康人免于发病。健康保护是对易感人群实行特殊的保护措施，以避免疾病的发生。把整个人群的普遍预防和对高危人群的重点预防结合起来，既降低整个人群暴露的平均水平，又可消除高危人群的特殊暴露，两者互补可以大大提高效率。

2. 第二级预防（secondary prevention）　即临床前期预防，是在疾病潜伏期，为阻止或延缓疾病发展而采取的措施，包括"三早"，即早发现、早诊断和早治疗。要达到三早，需要做好：①定期开展健康检查、疾病普查或筛查以及高危人群重点项目检查，也可以开展自我检查；②宣传教育群众，认识疾病，有病早治；③提高医务人员诊断水平，发展适宜的敏感性高的诊断方法和技术。

3. 第三级预防（tertiary prevention）　即临床预防（clinical prevention），是在疾病临床期为减少其危害而采取的措施。它的目的在于防止伤残和促进功能恢复，提高生命质量，降低病死率，包括对症治疗和康复治疗。对慢性病患者通过医学监护，减少疾病的不良作用，预防并发症和伤残；对于丧失劳动力或残疾者则通过康复治疗，促进其身心康复，以参加社会活动和延长健康寿命。

对不同类型的疾病，有不同的三级预防策略。但任何疾病或多数疾病，无论其病因是否明确，都应强调第一级预防，如职业因素所致疾病、医源性疾病，采取第一级预防，较易见效。有些疾病的病因是多因素的，要按其特点，通过筛检、及早判断和治疗会使预后较好，如心脑血管疾病、代谢性疾病，除针对其危险因素，致力于第一级预防外，还应兼顾第二级和第三级预防。对那些病因不明，又难以察觉预料的疾病，只有实行第三级预防这一途径。

对许多传染病来讲，针对个体的预防，同时也是针对公众的群体预防。如个体的免疫接种达到一定的比例后，就可以保护整个人群。而传染病的"五早"，即早发现、早诊断、早报告、早隔离、早治疗，既阻止其向人群中的传播，也是群体预防的措施。

医务工作者是贯彻三级预防的主体，我国除了卫生防疫、妇幼保健系统的人员，近几年来培养的全科医师和临床医务工作者共同实现三级预防。

二、公共卫生措施

公共卫生（public health）实践是通过有组织的社会力量，高效率地预防疾病，延长寿命，促进身体健康的科学和实践。预防医学是公共卫生措施的理论和基础，包括：预防性卫生服务（计划生育、妇幼卫生、免疫接种、老年卫生等），预防和控制疾病（突发公共卫生事件的控制、环境中有害因素的控制、传染性疾病和地方病的防治与监测、职业卫生与安全、意外伤害的预防等），促进健康（改变个人不良卫生习惯和行为、促进合理营养、体育锻炼和社会适应、减少精神紧张和社会压力等），卫生管理研究（合理使用卫生资源、改进医疗卫生服务、卫生统计资料的收集与分析、制定卫生法规、卫生机构管理研究、医学教育改革和继续教育等）。

第四节　中医学与预防医学

中医学蕴含着丰富的预防医学思想和观点，主要体现在以下两个方面：

其一，强调整体观念。认为人体是一个有机整体，在预防中注重"天人相应"，认为自然界四时气候的变化，会对人体的生理功能产生影响；同时，人体会对自然界四时气候的影响，做出适应性反应。注重"形神统一"，认为良好的精神状态可使人体阴阳和调，气血流畅，健康无病；而不良的精神情志活动可削弱人体的抗病能力，直接或间接地引发疾病。所以中医的预防医学思想认为，疾病的发生与内、外环境都有着密切的关系，外环境主要是指生活和工作环境，包括气候变化、地理特点、环境卫生等；内环境主要指人体本身的正气，强弱与体质和精神状态有关。

其二，提出"治未病"的预防为主的疾病防治指导思想。"治未病"是指在疾病的防治上，应该未病先防，首先强调提高人体正气，以增加抗病能力为主的摄生观点，主张通过顺时调养、饮食调养、精神调养、药物调养、针灸调养和运动调养等摄生措施，保养和维护正气，强壮体质，以预防疾病的发生。当疾病将要发生时，要及早诊治；当疾病发生后，要既病防变；当疾病痊愈后还要病后防复。

预防医学重视预防，强调环境与人群的相互依赖、相互作用和协调发展，以达到预防疾病、促进人群健康和提高生命质量的目的，防治手段以药物、心理、社会的综合防治为主。

两者从医学模式看：中医学强调"整体观"，讲"天人合一"，"形神统一"，重视自然环境、社会环境对人的影响，这与现代医学的"生理-心理-社会医学模式"的观点是一致的。从疾病防治理念看：中医学强调"治未病"，充分体现"预防为主"的医学思想，这与预防医学的"三级预防策略"是一致的，都强调预防的重要性。总之，中医学与预防医学有着相似的医学模式和疾病预防思想，两者存在着很强的互补性。

第五节　中医类别全科医师学习预防医学的意义

1988 年的世界医学教育会议发布了"爱丁堡宣言"，指出"医学教育的目的是培养促进全体人民健康的医生"，为医学教育的改革指明了方向。临床医学五年制本科教育的目标是培养应用型全科医师。全科医师不仅要通晓临床各科疾病及其诊断与治疗的理论与技能，而且要掌握预防医学的理论与技能，特别是社区卫生保健服务中应具备的工作能力，是集预防、医疗、保健、康复、健康教育、计划生育六位一体服务的卫生技术人才。学习预防医学的目的是使应用者了解和掌握预防医学的基础理论、基本知识和基本技能；了解我国以预防为主的卫生工作方针以及医学模式与健康观的转变；树立"群体-环境-预防"的大卫生观念和整体医学观念；了解环境因素对人类健康的影响；掌握预防医学的基本方法和社区卫生服务相关知识，为在今后从事社区医疗卫生服务工作时，能自觉地应用预防医学，进而适应现代医学模式的转变，成功地胜任医务工作，奠定理论和方法学基础。学习预防医学的意义在于促进以下几方面能力的提高：

1. 完整地理解医学的目标、内涵，按照"三级预防"的原则做好社区卫生服务工作。

2. 树立预防为主的医学观念，掌握预防知识的理念，运用预防医学手段进行社区卫生服务。

3. 改善医学思维方法，培养理性、逻辑性和因果推断的思维方式。

第 二 章

社区卫生服务

社区卫生服务是现代医学服务模式转变的一个重要标志，为居民提供完整、综合、协调、连续的卫生保健、心理疏导、康复、预防等全程卫生服务。尤其是对慢性病的长期、规范化的有效控制，急性传染病等公共卫生突发事件的预防、监控和管理，以及优化城市卫生服务结构，方便群众就医，减轻费用负担，建立和谐医患关系等方面具有不可替代的优势。

第一节　社区卫生服务的概念和特点

一、概念

社区卫生服务（community-based health services，CHS）是在政府领导、社区参与、上级卫生机构指导下，以基层卫生机构为主体，全科医师（general practitioner，GP）为骨干，合理使用社区资源和适宜技术，以人的健康为中心、家庭为单位、社区为范围、需求为导向，以人的生命为全过程，以妇女、儿童、老年人、慢性病人、残疾人、低收入人群等为重点服务对象，以解决社区主要卫生问题，满足基本卫生服务需求为目标，为社区居民和家庭提供集预防、医疗、保健、康复、健康教育和计划生育等六位一体的有效、经济、方便、综合、连续的全科型服务的总称。

社区卫生服务是一项社会性很强的综合性活动，其人员主要由全科医师（general/family practitioner）、社区护士、中医医师、防保医师等有关专业卫生技术和管理人员组成。从事社区卫生服务的卫生技术人员必须具备法定执业资格。其主要目标是通过服务提高弱势人群的健康质量，而非单纯的治疗疾病。

二、特点

(一) 属于初级卫生保健服务

我国实施社区卫生服务的策略是在农村开展初级卫生保健，改革城市卫生服务体系的基础上提出的。我国的社区卫生服务突出社区预防与保健，强调促进社区卫生和个人健康相结合。社区卫生服务是以门诊为主的初级卫生保健，是社区大多数居民就医时最先接触的医疗保健服务，也是整个卫生服务体系的门户和基础，面对的是常见病、疾病的早期和功能性问题、心理健康问题等。

(二) 以健康为中心

社区卫生服务必须是以人为中心，以健康为中心。这要求政府、社会，以及卫生部门必须将工作的重点从治疗疾病转移到预防和控制导致疾病的各种危险因素上，转移到保护和促进健康上，要求社区卫生服务走进社区和家庭，动员每个人主动地改变社会环境，建立健康的生活方式和行为，预防疾病和残疾，促进每个人的身心健康。

(三) 以人群为对象

社区卫生服务应以维护社区内整个人群的健康为准则。通过改善社区的卫生环境、居住条件、消除不安全因素和不健康的生活方式等，促进社区健康人群、亚健康人群、高危人群、重点保健人群和所有患病人群的健康。

(四) 以家庭为单位

家庭是个人生活的重要环境，它与个人的遗传、生长发育、生活方式、卫生习惯以及疾病的发生、发展、传播和康复等密切相关；家庭的结构与功能直接或间接影响家庭成员的健康，个人健康问题也可以影响家庭其他成员乃至整个家庭的结构和功能。同时，家庭又是诊治工作的重要场所和可利用的有效资源，如照顾老人的健康，必须动员家庭子女承担起责任和义务。因此，全科医师要善于了解并评价家庭结构和功能，发现可能影响家庭成员健康的潜在威胁，采取适当干预使之及时化解，改善其家庭功能，并动员家庭资源，协助对疾病的预防、诊断与长期管理。

(五) 为病人提供综合的、全方位的服务

随着人类自身价值的提升，对医学的服务要求也愈来愈高，人们不但需要医治疾病，更多的是要求提供卫生保健、心理疏导、康复、预防等卫生服务。

1. 人格化服务（personalized care） 重视人胜于重视病，建立亲密的医患关系，从个体的生理、心理行为和社会环境中寻找影响健康的危险因素，根据病人的个性及其社会心理特点实施诊疗措施，以达到良好的服务效果。

2. 综合性服务（comprehensive care） 是指服务对象不分性别、年龄和疾患类型，服务内容包括健康促进、疾病预防、治疗和康复，服务层面满足生理、心理和社会文化各个方面，服务范围涵盖个人、家庭和社区，服务手段包括现代医学、传统医学。

3. 连续性服务（continuity of care） 从围产期保健开始到濒死期的临终关怀；从健康促进、危险因素的监控到机体最初出现功能失调、疾病发生、演变、康复的各个时期的长期管理；服务对象在旅游或出差期间，甚至住院后会诊期间，全科医师对其负有连续性照顾的责任。

4. 协调性服务（coordinated care） 为实现对服务对象的全方位、全过程服务，全科医师应成为动员各级各类资源服务于病人及其家庭的枢纽。全科医师应当掌握各级各类医疗机构和转会诊专家，以便为病人提供全过程"无缝式"的转会诊服务；了解社区各类健康资源，如社区管理人员、健康促进组织、志愿者队伍、托幼托老机构、营养食堂等，并与之建立经常性的良好关系，为病人提供医疗、护理、精神等多方面的社区援助。

5. 可及性服务（accessible care） 可及性或方便性是社区卫生服务的一个显著特点。可及性主要体现在：基本医疗设施的齐全可靠、价格上的便宜合理、医患关系的和谐、预约系统的快捷、时间上的方便性、结果上的有效等特点。

（六）以预防为导向

以预防为导向（preventive medicine-oriented）的社区卫生服务是对个人、家庭和社区健康问题的整体负责与全程控制，注重并实施"生命周期保健"，根据服务对象生命周期不同阶段中可能存在的危险因素和健康问题，提供一、二、三级预防，使"预防为主"的思想在社区内得以真正落实。在社区中开展经常性的健康体检、计划免疫、健康教育，将预防工作融入日常医疗服务工作中，实现"无病早防、有病早医"，使卫生工作获得更多的主动性。

（七）以团队合作为方式

社区卫生服务强调的是团队合作。以全科医师为核心，将护士、康复医师、中医师、心理医师、营养医师、社会工作者、护工等与社区卫生服务工作有关人员、机构、部门联合在一起，发挥集体优势、互相支持、分工协作，为服务对象提供医疗、预防、康复及健康促进等立体网络式健康服务。

(八) 数字化健康管理

利用现代的网络技术、通讯技术、控制技术和一些医疗设备终端，将医疗服务、医疗延伸服务、健康教育引入家庭，最大限度地体现这些服务的及时性、实时性、随时性、交互性、多媒体化，居民不受时间、地域的限制，可充分地享受健康服务和健康教育的一种数字化健康社区管理模式。帮助社区慢性病患者控制病情和合理用药，提高慢性病患者生存质量，重塑科学的生活方式，从根本上提高国民素质，控制疾病发生和发展，减少医疗费用。

总之，社区卫生服务改革实现了基层卫生服务的四个根本性转变。即服务对象从病人个体向社区群体转变；服务内容从医疗、预防保健服务向"六位一体"综合服务转变；服务过程从断续的医院服务向连续的终生卫生保健服务转变；服务方式从被动等待病人上门向主动走进社区，走进家庭转变。社区卫生服务的改革，适应了医学模式的转变，适应了疾病谱的改变和人口老龄化的发展趋势，从而更好地适应了人民群众的基本医疗卫生需求。

第二节　社区卫生服务的基本内容

社区卫生服务是以解决社区主要卫生问题，满足基本卫生服务需求为目的，是有效、经济、方便、综合、连续的基层卫生服务，这就决定了社区卫生服务具有如下基本内容：

一、社区诊断

社区诊断是指社区卫生工作者在街道办事处、居民委员会等社区管理部门组织领导，以及卫生行政部门的指导下，通过流行病学方法对社区各方面进行检查，如社区环境卫生状况、人口构成、疾病谱、死因谱、常见病的患病率和发病率等指标，了解社区内的行政主管部门、各类机构和单位的经济、人力等情况，评价社区和家庭的主要健康问题，明确可用于解决卫生问题的资源，制定并有计划地实施社区卫生干预计划。

二、健康教育

健康教育是预防传染病、慢性病和突发事件等发生的重要手段。针对社区的主要健康问题，明确社区健康教育的重点对象、主要内容及适宜方式，开展免疫接种、预防性病和艾滋病、无偿献血、生殖健康、禁毒和控烟等宣传教育，指导社区居民纠正不利于身心健康的行为和生活方式。

三、预防服务

为社区居民提供计划免疫接种服务，发动社区居民，定期除害灭虫，维护社区环境卫生，预防传染病、寄生虫病和突发事件；开展对慢性非传染性疾病的健康指导、行为干预，对慢性病高危人群进行监测，对慢性病患者实施规范化管理，以及对恢复期病人进行随访；开展社区精神卫生咨询、宣传与教育，早期发现精神疾患，配合开展康复期精神疾患的监护和社区康复；开展妇女保健、儿童保健、老年保健。

四、医疗服务

由社区全科医师根据社区居民的需求，提供治疗、转诊、救护、家庭康复、临终关怀等基本医疗服务。主要包括：一般常见病、多发病和诊断明确的慢性病的医疗服务；急症、重症及疑难病症的及时会诊和转诊；急危重症的现场紧急救护及转诊；提供家庭出诊、家庭护理、家庭病床等家庭医疗服务；建立为社区居民提供连续性服务的转诊和会诊系统；对重点慢性病进行生活质量评价和保健指导，开展周期性健康体检。

五、康复服务

康复是指综合地、协调地应用医学的、社会的、教育的、职业的和其他措施对残疾人进行训练，减轻致病因素造成的后果，以提高其活动功能，改善生活自理能力，使之重新参加社会活动。掌握社区残疾人等功能障碍患者的基本情况和医疗康复需求，制定社区康复计划，开展躯体运动功能、日常生活活动能力及心理适应能力等方面的功能评价，因地制宜地开展多种形式的康复治疗和指导，改善他们的精神面貌和生活质量，使他们真正成为独立、平等、自信的社会成员。

六、社区健康促进

为社区居民定期开展健康讲座，设立健康教育宣传栏，有条件的站点应定时播放健康教育广播，也可利用新闻媒体的作用进行宣传教育，改变人们不良行为和生活方式，提高社区居民自我保健能力。建立"社区健康促进"组织，并定时开展活动等，创建健康人群、健康环境和健康社区。

七、社区计划生育服务

社区卫生服务人员应协同工会、妇联、共青团等有关部门，宣传我国的计划生育方针、政策、法规，使群众正确理解并自觉遵守各项生育政策；建立健全计划生育工作网络；及时采集、上报育龄妇女结婚、怀孕、生育、节育、流动和迁移等方面信息；经常深入地开展计划生育的宣传教育活动，使已婚育龄夫妇掌握生育与节育知识，自觉采用适宜的节育措施，实行有计划的生育；设立计划生育咨询门诊，在广泛宣传的同时做好个别指导工作。

第三节　社区卫生服务供给

社区卫生服务的功能有别于大医院、综合性医院的功能，它以全科医师为骨干，以社区需求为导向，整合了社区内外各方面的资源和服务，弥补了因过度专科化而导致的本应一体化的卫生服务分裂的缺陷。因此，为了建立以维护和促进社区人群健康为目标的社区卫生服务运作机制，促进社区卫生服务工作的可持续发展，卫生行政部门必须重视和加强城市社区卫生服务的供给和体系建设，确保社区卫生服务的质量，促进社区卫生服务走上规范化发展的轨道。

一、社区卫生服务的建立

（一）明确政府在社区卫生服务工作中的作用

发展社区卫生服务是政府履行社会管理和公共服务职能的一项重要内容。卫生行政部门是社区卫生服务工作的主管部门，主要有两个重要方面作用：一是组织领导：负责制定社区卫生服务相关的管理规范、工作制度和考核办法；统筹规划、合理布局社区卫生服务网络；按照社区卫生服务基本功能和工作需要合理编配人员，加强卫生专业队伍建设和业务监督管理。二是资金扶持：宏观调控和综合利用现有卫生资源，促使社区卫生服务工作朝着标准化、规范化、科学化的管理方向发展。

（二）建立健全社区卫生服务机构

1. 设置社区卫生服务中心或站点 一般按照街道办事处范围或 3~10 万居民规划设置社区卫生服务中心，根据市、县社区卫生服务工作网络规划和形成双向转诊格局的要求，在居民区开设卫生服务站，形成基层卫生服务网络。新建社区可由所在街道办事处范围的社区卫生服务中心就近增设社区卫生服务站。社区卫生服务中心的举办形式主要为政府举办，同时鼓励各种社会资本按照平等、竞争、择优的原则，根据国家有关标准，有序进入医疗领域，发展社区卫生服务事业。

2. 建设社区卫生服务中心

（1）管理体制 社区卫生服务机构是非营利性公益事业单位，享受国家和地方的税、费优惠政策。人事管理制度应根据事业单位改革原则，实行定编定岗、公开招聘、合同聘用、岗位管理、绩效考核的办法。实行以岗位工资和绩效工资为主要内容的收入分配管理制度。社区卫生服务从业人员的收入不得与服务收入直接挂钩。社区卫生服务设施建设作为社区服务设施建设的重要组成部分，应纳入城市建设规划。

（2）社区卫生服务队伍 社区卫生服务的专业技术人员主要由全科医师、护士、中医医师、防保医师等组成。每万名城镇居民配备 2~3 名全科医师，其中中医类别全科医师约占 25%，即每万名城镇居民配备 0.75 名中医类别全科医师，社区卫生服务机构的负责人应具备中级以上技术职称。社区卫生服务中心（站）要设置中医科或中医特色专科，配备不少于 1 名中医师。鼓励和组织大中型医院、预防保健机构、计划生育技术服务机构的高、中级卫生技术人员定期到社区卫生服务机构提供技术指导和服务；有计划地组织或扶持卫生技术人员到医院和预防保健机构进修学习、参加学术活动；鼓励退休医护人员依照有关规定参与社区卫生服务。同时，完善全科医师、护士等卫生技术人员的任职资格制度，制订聘用办法；加强医务人员的培训，提高社区卫生服务队伍的业务水平和综合素质。

（3）所需经费和场所 社区卫生服务机构所需经费和场所，主要是由地方政府根据社区人口、服务项目和数量、质量及相关成本核定、人均预防保健费用测算，每年划拨一定的社区卫生专款，保证"六位一体"服务的正常运转。乡镇政府及街道、居民委员会应为社区卫生服务机构提供必要的服务设施，同时鼓励社区内机关团体、企事业单位为社区卫生服务提供所需设施。社区卫生服务机构所需的水、电、气、热和通讯设施，有关部门应按规定给予办理。社区卫生服务机构的资产属国家资产，按国有资产管理办法进行管理。

（4）所需药品和设备　社区卫生服务中心应配置常用的医疗、预防、保健、康复的药品、设备和器材。所需药品应参照初级卫生保健的原则要求，必须配有120种以上的社区常用基本药物，同时应常备心肺复苏及抗过敏性休克等急症药物。所需设备如诊桌、诊床、诊椅、药品柜、档案柜、出诊箱、听诊器、血压计、体温计、换药器材、接种器材、冷藏设备、消毒器材和试剂、氧气袋、康复治疗仪、急诊急救器材等，同时应配有电话和电脑等通讯设备。推行药品集中招标采购和医疗器械政府采购制度。

（5）管理制度　建立健全社区卫生服务中心的各项管理制度，如药品和医疗器械的管理制度、工作人员守则、考核评价制度、诊疗制度、转诊、会诊和巡诊制度、处方制度、健康教育制度、计划免疫制度、传染病消毒隔离制度、社会民主监督制度等。社区卫生服务机构的财务管理制度是由市、县卫生、财政、审计等部门制定的。

（三）社区健康档案的计算机动态管理

采用以问题为导向的医疗记录（problem-oriented medical record，POMR）格式，建立完整的居民个人健康档案、家庭健康档案、社区健康档案，实行网络化管理。档案资料应符合"完整、准确、规范和连续"的基本要求，及时做好整理、统计、分析与上报工作，实行计算机管理，建立数字化健康管理，社区健康档案应每年更新。居民健康档案建立后要定期分析个人、家庭和社区的主要健康问题，有针对性地提出防治措施，充分发挥健康档案在提高居民健康水平中的作用，也为社区诊断、制定社区卫生服务计划提供基础资料。

二、社区卫生服务的监督

由市、县卫生行政部门负责对辖区内社区卫生服务机构实施日常监督与管理，依据评价指标体系定期考核和评估社区卫生服务机构的服务功能、服务质量、管理水平等，及时发现问题，提出改进建议，对达不到评估标准的社区卫生服务机构予以限期整改或注销其社区卫生服务机构执业资格；对考核成绩优异的社区卫生服务机构颁发卫生服务许可证并予以奖励。对擅自改变性质的社区卫生服务机构，由卫生行政部门收回社区卫生服务证书；对有违法行为者，按《医疗机构管理条例》规定给予处罚。建立健全社会监督机制，征求（收集）社区居民的意见和建议，将居民的满意度作为考核社区卫生服务机构和从业人员业绩的重要标准。

三、社区卫生服务的评价

由市、县卫生行政部门定期组织二级以上医院、疾病预防控制中心、妇幼保健院等医疗卫生机构的有关专家，对社区卫生服务开展的各项基本医疗和公共卫生服务工作进行评估，评价社区卫生服务计划实施的进度、效果和效益，总结所取得的工作经验，以及控制社区疾病和促进社区健康所取得的影响和效果，鉴定社区卫生服务的合理性、价值和需要的程度。评价工作是计划的延续和发展，它保证社区卫生服务计划的实施得以顺利进行，同时对存在的问题、矛盾、失误、遗漏和不完善、不可行的内容，随时进行评价并予以修订和调整。

第四节　中医药在社区卫生服务中的作用

中医药学以中医学术思想为指导，充分运用独特疗法如针灸、推拿、火罐、药膳等，为社区居民提供便捷、优质、价廉、持续、可及性的中医医疗、预防、保健、康复、健康教育、计划生育技术指导"六位一体"综合服务，使中医药在社区卫生服务中发挥应有的作用，丰富了社区卫生服务的内涵，顺应了生物-心理-社会医学模式的转换。

2006年6月卫生部、国家中医药管理局《关于在城市社区卫生服务中充分发挥中医药作用的意见》明确提出基本原则和工作目标。基本原则：坚持中西医并重，突出中医药特色，充分发挥中医药的优势与作用。坚持以社会需求为导向，不断拓宽中医药服务领域，提高中医药服务能力。坚持在城市社区卫生服务网络建设中，合理配置和充分利用中医药资源，完善社区中医药服务功能。坚持因地制宜，分类指导；点面结合，稳步发展。工作目标：到2010年，社区卫生服务机构能够提供中医药服务，中医药服务设施齐备、人员配备合理、服务功能完善、服务水平有较大提高，基本满足社区居民对中医药服务的需求。东中部地区地级以上城市和西部地区省会城市要根据本地区经济发展水平和社区居民的需要，加快社区中医药服务的发展。因此，中医药对提高社区居民的健康水平具有独特优势和不可替代的重要科学价值。结合我国的基本国情，充分调动、发挥祖国传统医学的作用和优势，为探索具有中国特色的社区卫生服务将有着十分重要的意义和作用。

一、中医药理论体系对社区卫生服务的指导作用

中医学"天人合一"，"形神统一"的整体观念与现代的"社会-生物-心理"医学模式相吻合。人是一个有机的整体，十分注重心理因素、精神因素对人体正常生

理功能的作用和对病理变化的影响；健康是指"正气存内，邪不可干"、"阴平阳秘，精神乃至"的自我稳定的生态平衡。正气是指人体自身所具有的维护自我防御、抗邪、调节和康复的能力；邪气是指致病因素。医生治好病意味着通过调节人体阴阳平衡，使人体的抵抗力与致病因素作用力相对平衡，达到促进健康的目的。同时，中医的诊疗特点是以整体观看待疾病并采取个体化治疗，没有严格分科的特点，弥补了现代医学分科过细的缺点。

二、中医学独特的诊疗手段是社区卫生服务的常用技术

中医中药在长期的医疗活动中积累了大量的特色方法和适宜的诊疗技术，主要有中药方剂、针灸、推拿、火罐、敷贴、刮痧、熏洗、穴位注射、导引、食疗、药膳、气功等。这些疗法资源丰富、简便易行、方法灵活、成本低廉、疗效良好，适合于在社区开展诊疗活动。如针刺人中、中冲穴可抢救突然虚脱，针刺风池、太阳、合谷穴可控制头痛，推拿治疗颈肩腰腿痛等例子举世公认，不胜枚举。特别是中医药采取综合性措施对慢性病控制的效用十分明显，适宜社区卫生服务采用。

三、中医药对社区卫生服务的促进作用

1. 中医诊疗 中医治疗注重辨证论治和整体观。灵活运用"异病同治"、"同病异治"的原则和方法。运用辨证论治的方法，综合调理，并且在治疗时充分考虑患者的体质、体力、病情等情况，进行个体化治疗。中医辨证论治是从人的身体、心理、社会和文化等因素来观察和认识疾病，与现代医学的思辨方法不同，两者具有互补性。中医学以人为本，重视与人沟通，突出服务观念，诊疗成本低廉，对社区常见病、慢性病、老年疾病等的治疗和预防具有不可替代的优势。

2. 中医预防和行为干预 充分利用中医药预防学校或社区发生的流感、水痘、腮腺炎等传染病；开展高血压、冠心病、糖尿病、脑卒中、慢性支气管炎、肿瘤、心身疾病、老年骨关节病、慢性肝炎等常见慢性病的预防指导，以合理膳食、适量运动、戒烟限酒、心理平衡为四大健康基石进行干预，并提供中西医结合防治一体化菜单式的服务；运用中医理论开展流行病调查，建立有中医内容的居民健康档案。

3. 中医养生保健 养生是中医学中独特的保健方法，受到历代医家的重视和推广。中医讲究良好的生活习惯，如五味（酸、苦、甘、辛、咸）不可偏嗜，起居有节，房室有度，不妄作劳，心境平和等中医药养生保健理论。开展具有中医特色的养生保健、食疗药膳、调畅情志、运动功法、体质调养等保健服务，指导社区老年

人、妇女、儿童等重点人群，以及社区亚健康人群进行自我养生保健。

4. 中医康复 应用中医药康复手段，如针灸、推拿、拔罐、刮痧、药浴、足疗、熏蒸等技术，结合现代理疗方法，对脑卒中后遗症、偏瘫、腰腿痛、颈椎病以及伤残等病人进行功能康复治疗。应用中医特色穴位注射和中医健身呼吸操锻炼，对慢性阻塞性肺疾患进行康复；应用躯体运动功能、日常生活活动能力及心理适应能力对中风进行康复治疗，改善患者的生活质量；应用针刺按摩配合体能训练治疗小儿脑瘫。社区成立以针灸、推拿、按摩、肢体功能训练为主的康复之家，应用针灸、推拿、拔罐、中药熏蒸等安全、有效、便捷、经济的中医药适宜技术，并根据患者的需求与身体状况开具运动处方、饮食处方，进行康复治疗。

5. 中医健康教育 在社区居民中，开展多种形式的中医药预防、养生保健和心理咨询等活动，宣传中医药养生保健、防病治病知识，推广使用有中医药特色的健康处方，指导补益类中药的正确使用方法，引导健康投资。特别是指导老年人、妇女、亚健康等重点人群开展养生保健，充分发挥中医药在老年病、慢性病、康复等方面的优势。

6. 运用中医药知识开展优生优育、生殖保健的咨询及技术指导 孕期妇女的某些健康问题适宜采用中药复方、针灸、推拿等非药物疗法，毒副作用小，常常是可供选择的治疗方法之一；不孕症的中医药治疗具有独特的优势，往往能取得满意的疗效。

四、中医药符合我国卫生改革的内容和社区居民的消费要求

"看病难、看病贵"是目前人们关注的热点问题，也是医患矛盾的焦点。国家"十一五"规划明确提出：强调提高人民健康水平，认真解决群众看病难，看病贵的问题，加强构建以社区卫生服务为基础的城市医疗体系。社区卫生服务机构与医院分工协作，双向转诊，保持和发展中医药，提高中医药标准化、规范化。中医药资源丰富，其简、便、验、廉的优势具有深厚的群众基础，深受老年患者和慢性病患者的青睐，除有效提高老年人生活质量外，还可在促进群众"看病难、看病贵"问题的解决，控制过快增长的医药费用，减轻国家负担，构建和谐社会等方面起着重要的意义。

第三章

常用医学统计方法

医学统计学（medical statistics）是运用概率论、数理统计的基本原理与方法，结合医学实际，阐述统计设计的基本原理和步骤，研究医学资料或信息的搜集、整理与分析的一门学科。

第一节　统计学的基本概念

一、同质与变异

（一）同质（homogeneity）

指观察单位间被研究指标的影响因素相同。如研究某社区儿童的身高，则要求影响身高这一指标的主要因素（如年龄、性别、民族）要相同，而不能控制的因素（遗传、营养等）可不要求相同。

（二）变异（variation）

指在同质基础上各观察单位间某观察指标的差异。如同年龄、同性别、同民族、同地区儿童的身高间的差异，称为身高的变异。

二、总体与样本

（一）总体（population）

是根据研究目的确定的同质观察单位的全体。观察单位是指被研究的总体中的某个单位，即个体。例如，描述某社区 40 岁以上男性血脂水平，则该社区所有 40 岁以上的男性居民的血脂测量值就构成描述的总体，而每个 40 岁以上的男性就是一个观察单位，即个体。

总体随研究目的不同所包含的范围也不同。根据研究目的，有些总体中观察单位数是有限的或可知的，称为有限总体。有些总体的观察单位数是无限的或不可知的，称为无限总体。对很大的、无限的或调查方法对观察对象具有危害与损伤的总体进行研究，常采用抽样研究的方法。

（二）样本（sample）

是从总体中随机抽取的具有代表性的个体的集合。

三、参数与统计量

反映总体的统计指标称为参数（parameter），用希腊字母表示，如：μ（总体算术均数）、σ（总体标准差）；反映样本的统计指标称作统计量（statistics），用英文字母表示，如 $\bar{x}$（样本算术均数）、s（样本标准差）。

四、概率与频率

若在相同条件的控制下对某试验进行 n 次重复，一个事件出现的次数 k 和总的试验次数 n 之比，称为这个事件在这 n 次试验中出现的频率（frequency）。当试验次数 n 很大时，该频率将趋近于一个较稳定的常数，这个常数即该事件发生的概率（probability）。因此，概率是对总体而言的，反映随机事件发生可能性大小的度量，统计学中用 P 表示。随机事件概率的值域为 $0 \leqslant P \leqslant 1$。必然事件的概率等于 1，即 P（U）= 1；不可能事件的概率等于零，即 P（V）= 0。某事件发生的概率愈接近于 1，表示该事件发生的可能性越大；反之，表示该事件发生的可能性越小。习惯上，把 $P \leqslant 0.05$ 或 $P \leqslant 0.01$ 的随机事件称为小概率事件。

第二节　统计变量与统计资料的分类

一、统计变量及其分类

当我们对社区人群的健康状况进行了解与评价时，总是从反映健康状况的具体特征进行评价的。这些特征称之为观察指标，统计学上称之为变量（variable）。变量是指观察单位的某项研究特征，反映个体观察值间参差不齐的现象（即变异），其测定结果称为变量值（value of variable）。例如，病人的呼吸、脉搏、体温和血压，中医脉诊中病人的不同脉象等。根据变量的不同观察结果，将变量分为数值变量和分类变量。

1. 数值变量　数值变量（numerical variable）又称定量变量（quantitative variable），是由仪器、工具或其他定量方法测定的某项指标。它可以是连续变量也可以是离散变量。在某一区间可取任何值的数值连续变量：如身高（cm）、体重（kg）、血压（kPa）等；在某一区间只可取有限的几个值的数值离散变量：如家庭人口数、脉搏（次/分）等。

2. 分类变量　分类变量（categorical variable）又称定性变量（qualitative variable），是将事物按不同的属性归类，清点每一类的数量，反映事物属性与类别的指标。它分为二分类变量与多分类变量，后者又分为有序多分类变量与无序多分类变量。

（1）二分类变量　指变量的观察结果只有相互对立的两种情况。如检验结果分为阳性、阴性，性别变量分为男性、女性，中医面色分为常色与病色等。

（2）多分类变量　指变量的观察结果表现为多种情况。

1）有序多分类变量　即等级变量。归类的组别之间有程度或等级上的差别。如疗效表现为无效、好转、有效、痊愈，病人的某种疾病特征用"+"号的个数来表示其不同程度，-、+、++、+++等。

2）无序多分类变量　分类变量的观察结果表现为不同的属性特征。如中医苔色表现为白苔、黄苔、灰黑苔，婚姻状况中细分为未婚、已婚、离异、丧偶及再婚，血型表现为 A 、B、O、AB 型。

二、统计资料的分类

统计资料的分类与统计变量的分类相对应。

1. 数值资料（numerical data）　是反映数值变量的资料，又称定量资料（quantitative data）。其特征是：一般有度量衡单位，为连续性资料。例如：测量 100 名男大学生的身高所获得的资料就是数值资料。

这类资料的统计描述有集中趋势与离散程度，统计分析方法有 t 检验、率的 u 检验、方差分析、秩和检验等。

2. 分类资料（count data）　是反映分类变量的资料，也称为定性资料（qualitative data)。特征是无度量衡单位、非连续性资料。它分为二分类资料和多分类资料，多分类资料又分为有序和无序多分类资料，有序多分类资料又称等级资料（ordinal data）。例如将 100 名男大学生按性别分组：男 53 例，女 47 例，此资料就是二分类资料；按血型分组：A 型 19 例，B 型 20 例，O 型 37 例，AB 型 24 例，此资料就是无序多分类资料，用某中药治疗 50 名某种疾病患者，按临床治疗效果分为痊愈 22 例，显效 12 例，好转 5 例，无效 5 例，恶化 6 例，此资料就为有序多分类资料或等级资料。

分类资料的统计描述常用相对数，统计分析方法有 χ^2 检验、率的 u 检验、秩和检验等。

在统计分析过程中，可根据需要将资料进行转化。例如：年龄数据是一个数值资料，如按年龄大小分为成年人非成年人，则转化成了二分类资料；如果分为婴儿、幼儿、儿童、少年、青年、壮年和老年人，则转化成了等级资料。

第三节　医学统计工作的基本步骤

一、医学研究设计

在社区卫生调查中，通过社区诊断，明确社区自身的特征及健康问题。首先，要建立周密、细致、完整和严谨的计划，这一计划称为设计（design）。一个完整的调查研究设计，包括调查研究的目的、意义、对象、内容与方法以及调查研究进度及预期结果等。其中，选择观察对象是研究设计中最重要的一个环节。

二、收集资料

收集资料（data collection）是指在调查研究中通过多种渠道，准确、及时和完整地收集原始资料。在社区卫生服务的调查研究中，资料收集主要来源于：问卷调查、健康档案记录、病历记录、卫生行政主管部门等的现存数据、社区专题健康调查资料等。

三、整理资料

整理资料（sorting data）是把搜集到的原始资料，有目的、有计划地进行科学的加工（如分组或汇总），使其系统化、条理化，以便更好地揭示所研究事物的规律性，利于统计分析。包括以下步骤：

（一）资料核查

首先检查原始记录，对错记或漏记记录，要及时纠错补漏；其次是标记可疑值，必要时对可疑值重新观测。

（二）设计分组与汇总

指根据资料的性质或数量特征，对资料进行分组（按质量分组或按数量分组），然后按照不同组段将原始资料进行归纳计数的过程。

（三）数据的录入

是借助数据录入软件（如 epidata 软件），将原始资料输入计算机的过程。

四、分析资料

分析资料（analysis data）即统计分析。主要包括统计描述与统计推断。统计描述是指用适合资料性质的统计指标、统计图表等，对资料的数量特征及其分布规律进行表达，以反映变量值的水平、频率、联系强度。统计推断是通过抽样研究，根据样本资料所提供的信息，对未知总体做出具有一定概率保证的估计和推断，包括参数估计和假设检验两方面。

第四节 数值资料的统计描述与统计推断

一、数值资料的统计描述

一般从集中趋势、离散程度两个方面进行统计描述。

（一）频数分布图表

频数（frequency）即相同变量值的个数，是对一个变量进行重复观察，其中在某取值下出现的次数。常用 f 表示。频数分布表（frequency distribution table）反映某变量取值各组段及其相应频数之间的关系。例如表 3-1 为数量资料的频数分布表。

表 3-1　　　　某农村地区 1999 年 14 岁女孩身高频数分布表

身高组段（cm）	划记	频数（f）
125.0~	丅	2
128.0~	下	3
131.0~	下	3
134.0~	正下	9
137.0~	正正正正一	21
140.0~	正正正正正正	30
143.0~	正正正正一	21
146.0~	正正正正一	21
149.0~	正正	10
152.0~	正	5
155.0~	丅	2
158.0~	丅	2
161.0~164.0	一	1
合计	一	130

将表 3-1 绘制成频数分布图：以身高值作为横轴，各组段的频数作纵轴，见频数分布图（图 3-1）。

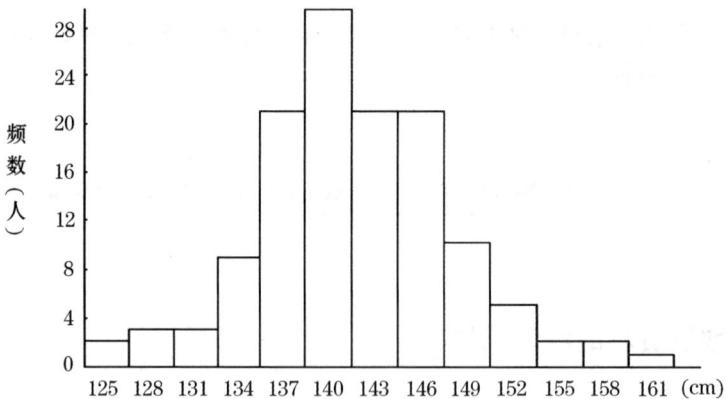

图 3-1　某农村地区 14 岁女孩身高（cm）的频数分布图

频数分布图表的用途是：

1. 描述数值资料的分布特征　即数值资料的集中趋势（central tendency）与离散趋势（tendency of dispersion）两个特征。

2. 揭示资料的分布类型　频数分布有两种类型，即对称分布与非对称分布。若频数分布图显示图形中间的直条最高（集中位置居中），两侧对称地逐渐减少，则为对称分布。若图形中高的直条集中偏向一侧，两侧直条不对称，则为非对称分布。若集中的位置偏向左侧，称为正偏态分布；集中的位置偏向右侧，称为负偏态分布（图 3-2、3-3）。

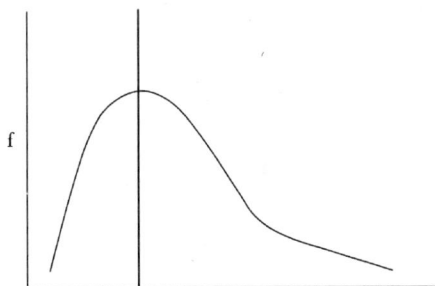

图 3-2　正偏态分布示意图　　　　　图 3-3　负偏态分布示意图

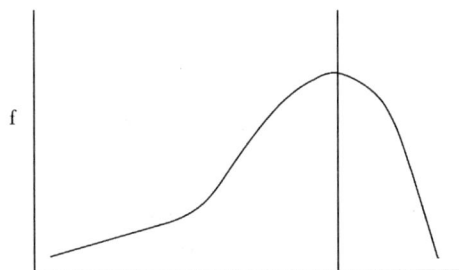

（二）集中趋势指标

1. 平均数（average）　是用于描述数值资料集中趋势的一类指标。其作用有两个方面：其一，反映一组测量值或计数值的平均水平；其二，作为一组数值资料的代表值，进行组间比较。医学统计学中，最常用的描述平均水平的统计指标有算术均数、几何均数、中位数。

（1）算术均数　算术均数（rithmetic mean）简称均数。是一组已知性质相同的数值之和除以数值个数所得的商。适用于呈对称分布或呈正态分布、近似正态分布的数值资料。在医学统计计算中，大多数同年龄、同性别正常人的生理、生化指标，如身高、体重、胸围、血红蛋白值、红细胞数等，都适合用算术均数表达平均水平。通常用希腊字母 μ 表示总体算术均数，用 $\bar{x}$ 表示样本算术均数。

（2）几何均数　几何均数（geometric mean）用 G 表示，是将 n 个观察值的乘积开 n 次方所得的根。适用于数值资料按大小顺序排列后呈倍数关系、近似倍数关系或对数正态分布。

（3）中位数　中位数（median）用 M 表示。是把一组变量值按大小顺序排列，位置居中的数值。适用于偏态分布的数值资料；数值资料的频数分布情况不明时；资料的一端或两端无确定数值。

不同集中趋势指标的比较，见表 3-2。

表 3-2 集中趋势指标的比较

平均数	适用范围	计算公式
算术均数	①对称分布 ②正态或近似正态分布	$\bar{x} = \dfrac{\Sigma X}{n}$（小样本资料） $\bar{x} = \dfrac{\Sigma fX}{n}$（小样本资料）
几何均数	①对数正态分布 ②倍数或近似倍数关系	$G = \lg^{-1}\dfrac{\Sigma f\lg X}{n}$（小样本资料） $G = \lg^{-1}\left(\dfrac{\Sigma f\lg X}{n}\right)$（大样本资料）
中位数	①偏态分布资料 ②分布类型不明 ③资料一端或两端无确定数据	$M = X_{\frac{n+1}{2}}$（n 较小且为奇数） $M = \dfrac{X_{n/2} + X_{(n+1)/2}}{2}$（n 较小且为偶数） $M = L + \dfrac{I}{f_u}\left(\dfrac{n}{2} \Sigma f_2\right)$（大样本资料）

2. 集中趋势指标计算时应注意的问题

（1）数值资料的同质性。

（2）正确选择平均数。对于正态分布或对称分布的资料，理论上中位数几乎等于均数，但中位数没有充分利用观察到的每个变量值的信息，只有算术均数才能正确反映其集中趋势。若用几何均数反映正态分布或对称分布资料的平均水平，其值将小于算术均数。对于偏态分布资料，中位数的代表性好，也相对稳定，不受两端其他数值的影响，只受居中的一个或两个变量值的影响。

（3）几何均数的观察值必须大于 0 。

（三）离散趋势指标

同质的数值资料某观察值间往往存在变异。统计学上用离散程度指标反映数值变量的离散趋势、变异程度大小。

离散程度指标的比较，见表 3-3。

表 3-3 离散程度指标的比较

离散趋势指标	适用范围	特点	计算公式
全距	所有数值资料	①稳定性差；②受样本含量多少的影响；③使用范围局限	R＝最大值－最小值
四分位数间距	呈偏态分布的数值资料	未利用全部观察值的信息	$Q = Q_u - Q_L$

续表

离散趋势指标	适用范围	特点	计算公式
方差	对称分布、正态分布或近似正态分布的资料	克服了全距的缺点，但单位变成了平方单位	$s^2 = \dfrac{\sum (X-\bar{x})^2}{n-1}$
标准差	对称分布、正态分布或近似正态分布的资料	克服了全距的缺点，且单位与均数单位一致	$s = \sqrt{\dfrac{\sum (X-\bar{x})^2}{n-1}}$
			$s = \sqrt{\dfrac{\sum X^2 - \dfrac{(\sum X)^2}{n}}{n-1}}$ （n 较小）
			$s = \sqrt{\dfrac{\sum f X^2 - \dfrac{(\sum f X)^2}{n}}{n}}$ （n 较大）
变异系数	两组或多组度量衡单位不一致或均数相差较大的数值资料相比较	没有单位，便于资料间变异程度的比较	$CV = \dfrac{s}{\bar{x}} \times 100\%$

(四) 正态分布及其应用

1. 正态分布的概念 正态分布 (normal distribution) 是以均数为中心对称的 "钟型" 分布，为一种连续分布。

2. 正态分布的特征：①是以均数为中心、左右对称的单峰分布；②正态分布曲线在横轴上方，均数 μ 所在处是曲线的最高点；③正态分布有两个参数，即位置参数与形状参数；④正态分布曲线的面积分布有一定规律性。

3. 正态分布曲线下的面积分布规律 统计学中用正态分布的变量参数 (μ, σ) 推导出正态分布密度函数公式，再按公式推导积分，即求得正态分布曲线下一定区间的面积。正态分布曲线下面积分布规律，见表 3-4。正态分布曲线，见图 3-4。

表 3-4 　　　　　　　　正态分布曲线下面积分布规律

正态分布	面积 (或概率)%
μ−1σ~μ+1σ	68.27
μ−1.96σ~μ+1.96σ	95.00
μ−2.58σ~μ+2.58σ	99.00

4. 标准正态分布 指均数为 0，标准差为 1 的正态分布，也称为 u 分布，用 N (0, 1) 表示。对于任何一个均数为 μ，标准差为 σ 的正态分布，都可以通过变量的

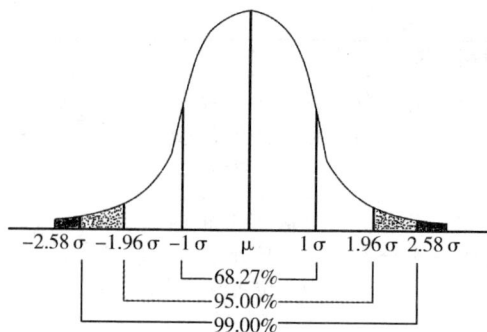

图 3-4　正态分布的面积分布规律

标准正态变换（$u = \dfrac{X-\mu}{\sigma}$），成为标准正态分布（standardized normal distribution），其中 u 是标准正态变量。标准正态分布曲线下的面积分布规律，见表 3-5 及图 3-5。

表 3-5　　　　　　　　　标准正态分布曲线下面积分布规律

标准正态分布	面积（或概率）%
−1 ~ +1	68.27
−1.96 ~ +1.96	95.00
−2.58 ~ +2.58	99.00

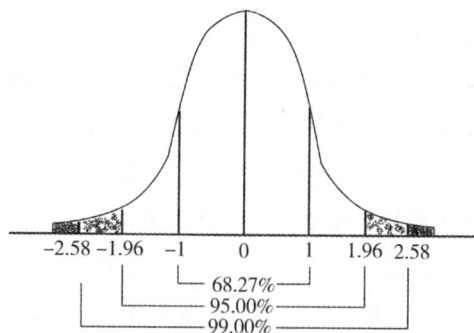

图 3-5　标准正态分布的面积分布规律

5. 正态分布的应用

（1）估计观察值的频数分布情况。

（2）估计医学参考值范围。医学参考值是指正常人（即排除了影响所研究指标的有关疾病和有关因素的同质人群）的各种生理、生化数据，组织或排泄物中各种成分的含量。医学参考值的频数分布往往呈正态分布，利用正态分布的面积分布规律可以估计大多数正常人某些医学参考值的波动范围，称为参考值范围（reference ranges）。在社区卫生服务实践中，常根据这些参考值范围划分某项测定值的正常与异常。

呈正态分布资料的常用医学参考值范围，见表3-6。

表3-6 常用医学参考值范围

%	双侧	单侧	
		下限值	上限值90
90	$\bar{x}\pm1.64s$	$\bar{x}-1.28s$	$\bar{x}+1.28s$
95	$\bar{x}\pm1.96s$	$\bar{x}-1.64s$	$\bar{x}+1.64s$
99	$\bar{x}\pm2.58s$	$\bar{x}-2.33s$	$\bar{x}+2.33s$

（3）进行质量控制。医学科研中，常根据正态分布的原理制定质量控制界限，以$\bar{x}\pm2s$作为上、下警戒值；以$\bar{x}\pm3s$作为上、下控制值。

在社区卫生服务的调查研究中，服从正态分布的有：同年龄同性别正常人群生理、生化指标，如红细胞数、脉搏数、身高值等；组织或排泄物中各种成分的含量，如尿碘值、尿铅值等；同一试验多次重复测定结果的随机误差等。

二、数值资料的统计推断

（一）均数的抽样误差与标准误

统计推断是指在调查研究中，用抽样研究的方法，通过样本信息推论总体特征。由于存在个体观察值间参差不齐的现象，抽样研究造成样本均数与总体均数的差异或各样本均数之间的差异，称为均数的抽样误差（sampling error of mean）。

均数的标准误是描述均数的抽样误差大小的统计指标，简称标准误（standard error），用$\sigma_{\bar{x}}$表示，即样本均数的标准差。计算公式是：

$$\sigma_{\bar{x}}=\frac{\sigma}{\sqrt{n}} \qquad (式3-1)$$

式中σ为总体标准差，n为样本含量，$\sigma_{\bar{x}}$为均数标准误的理论值。$\sigma_{\bar{x}}$的大小与σ成正比，与样本含量的平方根成反比，即增大样本含量可以减小抽样误差，当样本含量增大到接近总体观察值时，则抽样误差几乎为零。

实际研究中，对总体的研究往往无法实现（即σ未知），常采用抽样研究，用样本的标准差s作为σ的估计值，得到均数标准误的估计值$s_{\bar{x}}$。公式

$$s_{\bar{x}}=\frac{s}{\sqrt{n}} \qquad (式3-2)$$

标准差与标准误的区别与联系，见表3-7。

表3-7 标准差与标准误的比较

	标准差	标准误
含义	是反映变量值离散程度大小的统计指标	是描述均数抽样误差大小的统计指标
意义	标准差越大，变量值的离散程度越大，平均数对变量值的代表性越差；反之，变量值的离散程度越小，平均数对变量值的代表性越好	标准误越大，均数的抽样误差越大，样本均数对总体均数的代表性越差；反之，均数的抽样误差越小，样本均数对总体均数的代表性越好
应用	结合均数反映计量资料的特征 结合均数反映变量值的频数分布情况 计算医学参考值范围 制定质量控制界限	结合样本均数估计总体均数的可信区间
与 n 的关系	随着 n 的增大，标准差趋向稳定	n 越大，标准误越小，当 n 增大到接近总体观察值，则抽样误差几乎为零
联系	都是描述变异程度大小的统计指标 用标准差计算标准误 当 n 一定时，在同一总体中抽样，标准误与标准差的大小成正比	

（二）t 分布

从一个正态分布的总体中抽取许多样本，根据 $t = \dfrac{\bar{x} - \mu}{s_{\bar{x}}}$ 可计算出许多 t 值，这些 t 值的分布以 0 为中心，左右对称分布，称为 t 分布（t-distribution）。t 分布曲线，见图3-6。t 分布曲线与正态分布曲线的比较，见表3-8。

表3-8 t 分布曲线与正态分布曲线的比较

	正态分布曲线	t 分布曲线
基本形状	是以 μ 为中心，标准差为 σ 的对称的钟型分布曲线	是以 0 为中心的对称的一簇曲线
形态指标	μ 为位置指标，越大，曲线越向横轴右移；越小，曲线越向左移；σ 是形状指标，越大，曲线越扁平；越小，曲线越陡峭。	由自由度 ν 的大小决定。ν 越小，曲线越低平；ν 越大，曲线越陡峭。
联系	都是对称的单峰分布曲线 ν 趋于 ∞ 时，t 分布曲线就是标准正态分布曲线	

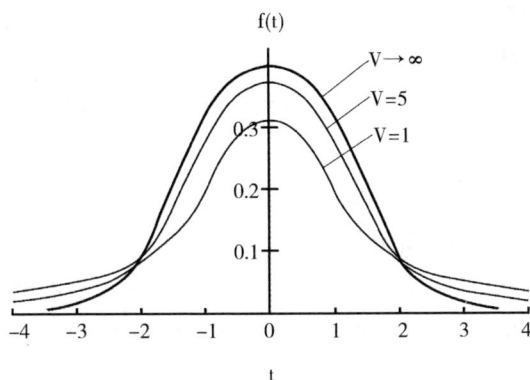

图 3-6　不同自由度的 t 分布曲线

（三）总体均数的估计

统计推断有两个重要内容，参数估计与假设检验。参数估计（parameter estimation）是用样本统计量来估计总体参数的大小。包括点值估计和区间估计两种方法。

1. 点值估计（point estimation） 是把样本统计量（$\bar{x}$）直接作为总体参数（μ）的估计值。

2. 区间估计（interval estimation） 是按预先确定的概率（可信度）估计总体均数所在范围，也称为可信区间（confidence interval）。可信度用 1-α 表示，常用的可信度 100（1-α）% 为 95% 和 99%，即 95% 可信区间和 99% 可信区间。总体均数可信区间估计公式，见表 3-9。

（1）当样本含量 n 较小时　按 t 分布原理计算可信区间。

（2）当样本含量 n 足够大（n>100）时　按正态分布原理计算可信区间。

表 3-9　　　　　　　　　　　　总体均数可信区间估计公式

	小样本资料	大样本资料
95% 可信区间	$(\bar{x}-t_{0.05/2 \cdot v}s_{\bar{x}},\ \bar{x}+t_{0.05/2 \cdot v}s_{\bar{x}})$	$(\bar{x}-1.96s_{\bar{x}},\ \bar{x}+1.96s_{\bar{x}})$
99% 可信区间	$(\bar{x}-t_{0.01/2 \cdot v}s_{\bar{x}},\ \bar{x}+t_{0.05/2 \cdot v}s_{\bar{x}})$	$(\bar{x}-2.58s_{\bar{x}},\ \bar{x}+2.58s_{\bar{x}})$

（四）假设检验

假设检验（hypothesis testing）是统计推断的重要内容之一，也是统计推断的核心理论。

1. 假设检验的步骤

（1）建立检验假设

1）无效假设（null hypothesis）：H_0 $\mu = \mu_0$ 假设两总体均数相等，样本均数之间的差异为抽样误差所致。

2）备择假设（alternative hypothesis）：H_1 $\mu \neq \mu_0$ 假设两总体均数不相等，样本均数之间的差异不为抽样误差所致。

（2）确定检验水准　检验水准（size of test）也称为显著性水准。是做假设检验前预先规定的小概率事件发生的水平，也是假设检验中判定结果的标准。用 α 表示，通常取 0.05 或 0.01。

（3）选择检验方法和计算统计量　根据资料的类型和分析目的选择适当的检验方法，并根据选择的方法计算相应的统计量。如成组设计两样本均数比较选用 t 检验。

（4）确定概率 P 值　P 值是在 H_0 成立时大于等于用样本计算出的统计量值出现的概率。用计算得出的检验统计量与相应界值表的界值相比较来确定 P 值。

（5）做出统计推断　用 P 值与检验水准 α 进行比较，根据比较的结果做出统计推断。如果 $P \leq \alpha$，则拒绝 H_0，接受 H_1 表明差异有统计学意义；如果 $P > \alpha$，则不拒绝 H_0 表明差异无统计学意义。最后再根据统计推断的结果并结合相应的专业知识，给出一个专业的结论。

2. 样本均数假设检验的类型　常用的样本均数比较有：①样本均数与总体均数比较的单个样本 t 检验；②配对设计的 t 检验；③完全随机设计两样本均数的比较。见表 3-10。

表 3-10　　　　　　　　　　　样本均数假设检验的比较

	$\bar{x}$ 与 μ_0 比较	$\bar{d}$ 与 0 比较	$\bar{x}_1$ 和 $\bar{x}_2$ 比较	G_1 和 G_2 的比较
比较目的	推断是否 $\mu = \mu_0$	推断是否 $\mu_d = 0$	推断是否 $\mu_1 = \mu_2$	推断是否两 $\mu_1 = \mu_2$
设计类型	从未知总体中，以样本含量为 n 随机抽取一样本	配对设计	完全随机设计（成组设计）	成组设计（两几何均数的比较）

续表

	$\bar{x}$ 与 μ_0 比较	$\bar{d}$ 与 0 比较	$\bar{x}_1$ 和 $\bar{x}_2$ 比较	G_1 和 G_2 的比较
无效假设	$H_0\ \mu=\mu_0$	$H_0:\mu_d=0$	$H_0:\mu_1=\mu_2$	$H_0:\mu_1=\mu_2$
			① 两大样本均数比较 $$u=\frac{\bar{x}_1-\bar{x}_2}{s_{\bar{x}_1-\bar{x}_2}}=$$ $$\frac{\bar{x}_1-\bar{x}_2}{\sqrt{\dfrac{s_1^2}{n_1}+\dfrac{s_2^2}{n_2}}}$$	①两大样本均数比较 $$u=\frac{\bar{x}_1-\bar{x}_2}{s_{\bar{x}_1-\bar{x}_2}}=\frac{IgG_1-IgG_2}{S_{IgG_1-IgG_2}}$$
检验统计量及公式	$$t=\frac{\bar{x}-\mu_0}{s_{\bar{x}}}$$ $$\nu=n-1$$	$$t=\frac{\bar{d}-0}{S_{\bar{d}}}=\frac{\bar{d}}{s_d/\sqrt{n}}$$ $$\nu=n-1$$ n 是对子数	② 两小样本均数比较 $(n_1\neq n_2)$ $$t=\frac{\bar{x}_1-\bar{x}_2}{s_{x_1-x_2}}\frac{\bar{x}_1-\bar{x}_2}{\sqrt{s_c^2\left(\dfrac{1}{n_1}+\dfrac{1}{n_2}\right)}}$$ $$v=n_1+n_2-2$$ ③ 两小样本均数比较 $(n_1=n_2=n)$ $$t=\frac{\bar{x}_1-\bar{x}_2}{S_{\bar{x}_1-\bar{x}_2}}=\frac{\bar{x}_1-\bar{x}_2}{\sqrt{\dfrac{s_1^2+s_1^2}{n}}}$$	②两小样本均数比较 $$t=\frac{\bar{x}_1-\bar{x}_2}{s_{\bar{x}_1-\bar{x}_2}}=\frac{IgG_1-IgG_2}{S_{IgG_1-IgG_2}}$$

3. 假设检验的注意事项

（1）保证假设检验的结论有指导意义。

（2）检验方法必须根据变量的类型、设计类型、样本含量的大小等来选择。

（3）注意假设检验中的两类错误，见表3-11。

表 3-11　　　　　　　　　假设检验中的两类错误

客观实际	拒绝 H_0	不拒绝 H_0
H_0 成立	第 I 类错误（α）	推断正确（$1-\alpha$）
H_0 不成立	推断正确（$1-\beta$）	第 II 类错误（β）

（4）正确理解差别有无统计学意义的含义，不要把"拒绝 H_0，接受 H_1"时很小的 P 值误解为总体参数间差异很大。在报告检验结论时，如果 $P<\alpha$，解释为均数之间"差异有统计学意义"而不是"差异显著"与"差异非常显著"。

（5）假设检验中采用单侧或双侧必须事先根据专业知识及问题的要求来决定。若从专业知识判断一种方法的结果不可能低于或高于另一种方法的结果（即检验假设为 H_0：$\mu=\mu_0$；H_1：$\mu>\mu_0$ 或 H_0：$\mu=\mu_0$；$H_1<\mu_0$），可用单侧检验；在尚不能从专业知识判断两种结果谁高谁低时，则用双侧检验。一般认为采用双侧检验使检验结论较稳妥。

（6）两个小样本均数比较 t 检验的应用条件　①两样本来自的总体均符合正态分布（用正态性检验方法判断）；②两样本来自的总体方差齐（用方差齐性检验方法判断）。

第五节　分类资料的统计描述与统计推断

一、分类资料的统计描述

（一）相对数

分类资料的统计描述指标是相对数，即两个有关联的数值之比。包括：率、构成比和相对比。

1. 率（rate）　是频率指标，表示某现象发生的强度与频率。即在一定条件下，某现象实际发生数与可能发生某现象的总数之比。

2. 构成比（proportion）　是构成指标，表示事物内部各构成部分所占的比重或分布情况。即事物内部某一构成部分的观察单位数与该事物内部各构成部分的观察单位总数之比。

3. 相对比（relative ratio）　是两个有关联的指标之比。描述两者间的对比水平，计算结果可用倍数或百分数表示。

表 3-12　　　　　　　　　　　　率与构成比的比较

	率	构成比
意义	某现象发生的强度与频率	事物内部各部分所占的比重或分布
比例基数（K）	按习惯用法；计算结果至少保留一至两位整数	百分数
合计	分率不能直接相加	等于 100%
改变	某一分率改变对其他无影响	任一部分比重增减会影响其他部分

4. 相对数应用的注意事项　①计算相对数的观察单位数应足够多；②分析时构成比和率不能混淆（率与构成比的比较，见表3-12）；③要注意总率的正确计算方法；④应注意资料的可比性。

（二）率的标准化法

1. 当相比较的两个或两个以上的总率，由于内部构成不同，不具备可比性时，要对其进行率的标准化处理，以消除因资料内部构成不同的影响，这种采用统一的标准计算标准化率，再进行标准化率对比的方法，称为率的标准化法（standardization）。标准化率也称为标化率或调整率。

2. 率的标准化法的计算方法有直接法与间接法。

3. 应用率的标准化法的注意事项：①标准化率仅反映对比资料的相对水平，并不反映对比资料的实际水平。②选用不同的标准，计算所得的标准化率不同。相互对比的资料，要选用同一标准计算标准化率。③标准化率仅适用于解决因资料内部构成不同而影响总率比较的情况。

二、分类资料的统计推断

（一）率的标准误

在抽样研究中，由于抽样而引起的样本率与总体率之间的差别，称为率的抽样误差，用率的标准误（σ_p）来表示率的抽样误差大小。统计计算中常用率的标准误的估计值（s_p）。公式为：

$$s_p = \sqrt{\frac{p \times (1-p)}{n}} \qquad (\text{式 } 3\text{-}3)$$

（二）总体率的可信区间估计

与总体均数估计相同，总体率的估计也有点估计与区间估计。点估计就是把样本率当作总体率；区间估计就是按一定的概率估计总体率所在的范围。估计方法有两种，即查表法与正态近似法，见表3-13。

表3-13　　　　　　　　　　总体率可信区间估计方法

方法	适用范围	方法
查表法	$n \leqslant 50$，p 或 $(1-p)$ 接近于 0 或 1；np 和 $n(1-p) < 5$	查百分率的可信区间表
正态近似法	n 足够大，p 或 $(1-p)$ 均不太小；np 和 $n(1-p) > 5$	$p \pm u_\alpha s_p$

（三）分类资料假设检验

分类资料假设检验思想、检验步骤与数值资料相同。常用的假设检验方法有：

1. 正态近似法（率的 u 检验）　适用于观察样本数较大，样本率的频数分布近似正态分布的两率假设检验。正态近似法，见表 3-14。

表 3-14　　　　　　　　　　　　率的 u 检验

方法	公式
样本率与总体率的比较	$u = \dfrac{\lvert p - \pi \rvert}{\sigma_p}$
两个大样本率的比较	$u = \dfrac{\lvert p_1 - p_2 \rvert}{\sqrt{p_c (1-p_c) \left(\dfrac{1}{n_1} + \dfrac{1}{n_2} \right)}}$

2. x^2 检验　适用于两个或多个样本率（或构成比）之间有无差别的假设检验。常用 χ^2 检验计算见表 3-15。

表 3-15　　　　　　　　　　　　常用 χ^2 检验

种类	公式	应用条件
成组设计四格表资料	基本公式 $\chi^2 = \Sigma \dfrac{(A-T)^2}{T}$	$T \geq 5$，$n \geq 40$
	专用公式 $\chi^2 = \dfrac{(ad-bc)^2}{(a+b)(c+d)(a+c)(b+d)}$	$T \geq 5$，$n \geq 40$
	校正公式 $\chi^2 = \Sigma \dfrac{(\lvert A-T \rvert - 0.5)^2}{T}$	$1 < T < 5$，$n \geq 40$
配对设计四格表资料	专用公式 $\chi^2 = \dfrac{(b-c)^2}{(b+c)}$	$b+c \geq 40$
	校正公式 $\chi^2 = \dfrac{(\lvert b-c \rvert - 1)^2}{(b+c)}$	$b+c < 40$
行×列表资料	专用公式 $\chi^2 = n \left(\Sigma \dfrac{A}{n_g n_c} - 1 \right)$	$1 < T < 5$ 的格子数少于总格子数的 1/5，或各格 $T > 1$

3. 秩和检验　是一种非参数的假设检验方法。该检验方法不考虑总体参数，也不考虑总体的分布，而对总体的分布或分布位置进行检验，亦称任意分布检验。秩和检验不需对总体分布（总体参数）作出特殊假设。对于等级分组资料，常用的秩和检验见表 3-16。

表 3-16	等级分组资料秩和检验
检验分类	计算公式
成组设计两样本比较的秩和检验 （Wilcoxon 两样本比较法）	$u = \dfrac{\mid T - n_1\ (N+1)\ /2 \mid\ -0.5}{\sqrt{n_1 n_2\ (N+1)\ /12}}$ $u_c = u/\sqrt{c}$ （校正）
成组设计多样本比较的秩和检验 （Kruskal-Wallis 法）	$H = \dfrac{12}{N\ (N+1)}\ (\ \Sigma \dfrac{T_i^2}{n_i}\ )\ -3\ (N+1)$ $H_C = H/C,$ （校正） 注：$C = 1 - \Sigma\ (t_j^3 - t_j)\ /\ (N^3 - N)$

第六节 统计表与统计图

一、统计表

统计表是用表格的形式来描述统计资料，使统计事物之间的关系条理化、系统化与明晰化，便于对指标进行计算、分析与比较。

广义的统计表有三类：调查表、整理表、统计结果表达表。狭义的统计表指统计结果表达表，习惯上简称统计表。

统计表的结构有：标题、标目、线条与数字四部分。其绘制的基本要求是：

（1）标题 用简明扼要的文字表达表中资料的时间、地点、主要特征与统计指标，写在统计表的正上方。

（2）标目 即表内所列出的项目。分为横标目与纵标目。横标目列在统计表的左侧，通常以统计表中被说明的事物（即表的主辞）作为横标目。纵标目列在表的上端，通常以统计资料中的统计指标（即表的宾辞）作为纵标目。标目的排列要按照一定的顺序，以方便比较。

（3）线条 统计表有三条最基本的线条（因此也称三线表），即顶线、底线与标目线。其他线条应尽量减少，一般不绘制竖线与斜线。绘制中顶线与底线可用粗、浓线条，标目线用细、淡线条。

（4）数字 表内数字用阿拉伯数字填写。同一统计指标的小数位数保留要一致，位次对齐。数字暂缺与未记录的可用"…"表示，无数字的项目，可用"–"表示，表内数字不留空格。

（5）备注　一般不列出，必要时可用"＊"号标出，写在表底线的下面。

绘制统计表时，根据要表达的统计特征，分为简单表与复合表。表 3-17 为简单表，表 3-18 为复合表。

表 3-17	标　题
横标目总标目	纵标目横标目
横标目	数字
＊备注	

表 3-18	标　题	
横标目总标目	总标目 纵标目	总标目 纵标目
横标目	数字	
＊备注		

二、统计图

统计图是用点的位置、线段的升降、直条的长短或面积的大小等形式，形象而直观地表达被研究事物之间的数量关系。

常用的统计图有：直条图、构成图、线图、半对数图、直方图、散点图等。其适用范围与分析目的归纳，见表 3-19。

表 3-19	常用统计图的适用范围与分析目的	
图形类别	资料适用范围	资料分析目的
直条图	相互独立资料	用直条长短表达数值大小
构成图	构成比资料	用圆的扇形面积大小或直条长度表达构成比重大小
线图	连续性资料	用线段升降表达动态变化趋势
半对数图	连续性资料	用线段升降表达事物的发展速度
直方图	连续性的频数分布资料	用矩形面积大小表达各组段的频数多少
散点图	双变量资料	用点的密集度或趋势表达两变量的相关关系

统计图在绘制时，可借助计算机 Excel 程序或统计软件包，通过录入正确的统计数据与选择正确的统计图后，由计算机自动生成图形。

第 四 章

流行病学研究方法

第一节　概　述

一、流行病学的定义

（一）概念

流行病学（epidemiology）是预防医学的一个重要组成部分，是研究健康分布、疾病流行及其控制的科学，是一门方法学。国际上比较通用的流行病学定义为："研究人群中疾病和健康状态的分布及其影响因素，以及防治疾病和促进健康的策略与措施的科学"。

（二）特点

1. 它的研究对象是人群。

2. 不仅研究疾病状态，也研究健康状态。

3. 关注的重点是疾病或健康状态的分布及其影响因素。

4. 目的是为防治疾病和促进健康提供科学的决策依据。

二、流行病学的研究方法

按照其设计特点一般可分为三类，即观察性研究、实验性研究和理论性研究。

（一）观察性研究

观察性研究（observational study）是流行病学研究的基本方法，主要包括描述性研究和分析性研究。

1. 描述性研究（descriptive study）　　又叫描述流行病学（descriptive epidemiology），是通过调查、观察，了解疾病、健康状况或其他卫生事件在人群中的分布情况的一类方法。主要是现况调查法，又称"横断面调查"。通过描述性研究可以把所研究的问题在特定时间的频率及其分布特点展示出来，不仅可为当地疾病控制或健康促进工作提供基础资料，也可以提供疾病病因或危险因素的线索，为分析性研究假设的形成提供依据。

2. 分析性研究（analytical study）　　是对流行病学所假设的病因或流行因素进行检验分析的一类研究方法。分析性研究有两种主要的分析方法：病例对照研究（case-control study）和队列研究（cohort study）。

（二）实验性研究

按随机分配原则将试验对象分为实验组和对照组，随机地给某一组以某种措施，另一组不给以这种措施，观察干预措施的效果，这类研究称为实验性研究（experimental epidamidogy）。实验性研究有两类：临床试验（clinical trial）和社区试验（community trial）。

（三）理论性研究

理论流行病学研究（theoretical epidemidogy），又称数学流行病学研究。它是将流行病学调查所得到的数据，以数学符号代表影响疾病分布的各种因素，建立有关的数学模型，反映病因、宿主和环境之间的关系，以阐明流行病学规律。

三、流行病学的用途

流行病学既是一门方法学，同时也是一门应用性很强的学科。主要用于：①描述疾病与健康状态的分布特点；②探讨病因与影响流行的因素及确定预防方法；③应用于诊断、疗效判断、选择治疗方案及预后的评价；④疾病预防与控制的对策与措施；⑤应用于医疗、卫生、保健服务的决策和评价。

四、流行病学资料的收集方法

流行病学研究必须建立在掌握和积累了一定量的资料、数据的基础上进行。对人群中有关疾病、健康状况或相关卫生事件的信息、数据进行收集，是流行病学研究最基本、最重要的步骤，也是构成统计分析的基础。

（一）资料的来源

流行病学研究资料涉及范围较广，既包括涉及人类的各种疾病、死亡及其健康资料，也包括影响人类健康的自然环境、社会环境的资料。

1. 现存资料 是各有关部门日常收集、掌握的常规资料，这类资料是按有关规定记录，并长期保存下来的资料，不需要进行专门的调查即可获得，来源比较广泛，但资料的内容不一定符合研究要求。主要有：日常医疗卫生工作记录及有关报告卡、统计报表、疾病监测资料、人口资料、其他资料等。

2. 一时性资料 是指通过专题调查或实验获得的资料。在流行病学研究中，有些资料如病因学研究、干预措施的效果等难以从现存资料中获得，必须通过专题调查、现场调查或实验研究获得。这类资料与现存资料比较，优点是可以根据研究的目的与需要，收集系统、完整的资料，并且通过一定的质量控制措施，保证资料的可靠性。缺点是要花费较高的人力、物力和财力。

（二）资料的收集途径

1. 现存资料的收集

（1）索取全国性的常规报告及其相应的经常性资料。

（2）索取地方性部门或医疗卫生机构的资料。

（3）各企事业、行业、机关团体、学校的有关健康、疾病、卫生事业等方面的资料。

（4）利用互联网获得有关信息资料。

（5）利用国内外有关的定期、不定期的刊物、报告收集有关信息资料。

2. 一时性资料的收集

（1）**专题调查** 是获取资料、信息最直接、最快捷有效的办法。大多数流行病学研究均通过这种方式获取所需信息、资料。常用的专题调查方法包括面对面的询问法、通信调查法和电话调查法。

（2）**现场观察** 研究者深入卫生事件发生的现场客观观察、记录事件发生的实际情况。有时可获得调查时难以得到的信息。缺点是资料的客观真实性容易受观察者主观影响，实际应用时常作为其他收集资料方法的补充。

（3）**实验或干预** 根据研究目的与需要，收集病原学、血清学，理化分析等标本进行实验分析获取资料，或通过动物实验、人群干预实验等手段获取资料。

（三）调查表的设计内容与原则

调查表是流行病学研究中收集可靠资料以便进行统计分析的重要工具，是记录调查内容的原始表格。研究者在进行试验设计或拟订调查计划时，往往需先制订调查表，拟定的调查表的质量优劣直接影响流行病学调查研究的质量，甚至是其成败的关键。一份好的调查表往往需要研究设计者的不断修改与完善。

1. 制订原则

（1）调查表所列项目内容的多少，应以达到调查目的所需的信息资料的最低限度为宜。

（2）调查表中的分析项目必须是统计分析时不可缺少的内容，设计调查表时应预期其在统计分析时的作用。

（3）调查表中所列项目的含义、定义、标准必须明确，不致使人误解。

（4）调查表中所列项目的用词应简明扼要，易于理解，易于回答。

（5）调查表中的问题要尽可能确切、针对性强，避免使被调查者产生误解或多解，或分析时出现困难。

（6）调查表中应避免带有诱导性的提问，或强制性的提问，以免使所获资料出现偏倚。

（7）调查表的内容应尽量选用客观指标，尽量获取定量资料。

2. 调查表的形式

（1）开放式　调查者提出问题后，由被调查者自由回答各个问题，答案往往不够规格化，不便于统计整理与分析，一般不易获得定量资料。

（2）封闭式　所有可能回答的答案均由研究者罗列于询问的问题之后，由被调查者从中挑选，故能获得定量资料，便于整理分析。

3. 调查表的结构

调查表没有固定的格式，其内容完全取决于设计者的意图与研究目的。任何一项调查研究均须拟订相应的调查表。研究者应查阅有关文献，借鉴他人的经验，拟订专用的调查表。流行病学调查表一般包括以下部分：

（1）说明部分　在表首以简洁的文字说明调查的目的、有关事项，及其为被调查者保密的承诺等。

（2）填写说明　在调查表的开头或结尾，用简短明了的文字解释表中某些问题的含义及填写方法。

（3）调查项目　是调查表的核心部分，是收集调查研究资料信息的主要项目内容。通常包括两部分：①一般项目：包括被调查者的基本信息如年龄、性别、职业、居住地及联系方式等，主要是用于对资料的核查；②分析项目：指与研究目的直接相关的所有用于分析的项目，是调查表的核心内容。

第二节　疾病的分布

一、概念

疾病，不论是传染病还是非传染病均有两方面表现：一方面是疾病的个体表现，如症状、体征和功能变化等临床表现；另一方面是疾病的群体表现，如什么地区发病，多或少，什么时间发病，多或少，哪些人群发病，多或少等。综合其特点就构成了人群中疾病图谱，这种图谱叫做疾病的群体现象。每种疾病均有其特异而有规律的群体现象，疾病的群体现象称为疾病的分布（distribution of disease）。它以疾病发生的频率为指标，描述疾病在不同地区、时间和人群的分布现象（简称疾病的三间分布）。疾病的分布受致病因素、环境因素及人群特征等因素的影响，是一个经常变动的过程。描述疾病的分布是流行病学工作的起点。

二、描述疾病分布的常用指标

描述疾病的群体分布现象，一般是计算疾病在不同地区、不同时间和不同人群中发生的频率，然后进行分析，得出其流行规律。常用的指标有：

1. 死亡率（mortality rate）　是指某人群在一定期间内（通常为 1 年）的总死亡人数与该人群同期平均人口数之比。

$$死亡率 = \frac{某人群某时期总死亡人数}{该人群同期平均人口} \times k \qquad\qquad （式4-1）$$

k = 100%，1000‰ 或 100 000/10 万　……

分母中平均人口数一般使用年中人口数，可采用：①该年 6 月 30 日 24 时（或 7 月 1 日 0 时）人口代替；②年初人口数加年终人口数除以 2。

死亡率反映一个人群总死亡水平，是衡量人群死亡危险性大小的指标。一般以年为时间计算单位，是一个国家或地区文化、卫生水平的综合反映。它不仅反映一个国家或地区不同时期的居民健康状况和卫生水平，还可为当地卫生保健的需求和规划提供科学依据。因此，这个指标不仅在医学上受到重视，在政治、经济研究中也受到关注。但需要注意的是，死亡率是一种未经过调整（标准化）的粗死亡率（crude death rate）。不同国家（或地区）、不同年代人口的年龄、性别等构成不同，粗死亡率不能直接比较，必须进行年龄或性别的调整，计算调整（标准化）死亡率才能进行比较，以排除因年龄或性别构成不同所造成的假象。

按疾病的种类、年龄、性别、职业、种族等分类，分别计算所得的死亡率称为死亡专率（specific death rate）。计算死亡专率时，分母必须是与分子相对应的人口数。死亡专率中婴儿死亡率非常重要，它是指年内、周岁内婴儿死亡数占年内活产数的比值，一般用千分率表示。婴儿死亡率是反映社会经济及卫生状况的一项敏感指标，它不受人口构成的影响，不同的国家和地区可直接进行比较。

2. 病死率（fatality rate） 指一定时期内（通常为一年），在患某种疾病的人群中，因该病而死亡的比例。

$$病死率 = \frac{一定时期内因某病死亡人数}{同期确诊的某病病例总数} \times 100\% \qquad （式 4-2）$$

病死率表示确诊某疾病的死亡概率，反映了疾病的严重程度，也反映了医疗水平和诊断水平。

如果某病的死亡专率与发病率处于比较稳定的状态，病死率也可用死亡专率和发病率推算而得。

$$某病病死率 = \frac{该病死亡率}{该病发病率} \times 100\% \qquad （式 4-3）$$

3. 发病率（incidence rate） 指一定期间内（通常为一年），一定人群中发生某病新病例的频率。

$$发病率 = 某\frac{年（时期）某人群中某病的新病例数}{同年（时期）暴露人口数} \times k \qquad （式 4-4）$$

$k = 100\%$，$1000‰$ 或 $100\,000/10$ 万 ……

计算发病率时，要考虑以下几个因素：

（1）**发病时间** 发病率以新发病例来计算，而新发病例的确定则有赖于该病的发病时间。有些疾病的发病时间容易确定，如流行性感冒、急性心肌梗死及脑出血等；但有的疾病却难以确定其发病时间，如高血压、精神病等，对于此类疾病，一般以初次诊断时间作为发病时间。

（2）**暴露人口数** 暴露人口也称为危险人群。暴露人口必须符合两个条件：①必须是观察时间内观察地区内的人群；②必须有可能患所要观察的疾病。只有具备了这两个条件才能作为发病率的暴露人口。暴露人口中不应包括正在患病、曾经患病获得该病的免疫或因其他原因不可能再患此病的人。由于在实际工作中暴露人口数不易获得，一般使用年平均人口数。

（3）**新发病例数** 是指观察期间内新发生的某病的病人。在观察时间内，同一个人可能发生一次以上的同种疾病，在计算时应分别计为几个新发病例。

4. 罹患率（attack rate） 与发病率一样是测量新发病例的指标，是衡量某一局限范围较短期间内新发病例的频数。观察时间可以月、周、日为单位，使用比较灵活。

$$罹患率 = \frac{观察期内某病的新病例数}{同期暴露人口数} \times k \qquad （式4-5）$$

k = 100%，1000‰ 或 100 000/10 万 ……

此率的计算应注意暴露人口的准确性。在探讨如食物中毒、职业中毒或传染病的暴发和流行时经常使用罹患率探讨病因。

5. 患病率（prevalence rate） 又称现患率或流行率，是指某特定时间内一定人群中某病新旧病例数所占比例。

$$患病率 = \frac{特定时期内某人群中某病新旧病例数}{同期观察人口数} \times k \qquad （式4-6）$$

k = 100%，1000‰ 或 100 000/10 万 ……

患病率是横断面调查得出的疾病频率，故调查时间不能拖得太长，一般应在一至数月内完成，不得超过一年。

患病率对于病程短的疾病，如急性传染病，几乎无特殊意义。但对病程长的慢性病，如心血管病、血吸虫病及癌症等，都能反映有价值信息，可为医疗设施规划，医疗质量评价和医疗经费的投入提供科学依据。也常用来研究疾病流行因素、防治效果等。

6. 感染率（infection rate） 是指在调查时受检查的人群中某病现有感染的人数所占的比例，通常用百分率表示。

$$感染率 = \frac{调查时某病感染人数}{调查时受检人数} \times 100\% \qquad （式4-7）$$

感染率的性质与患病率相似，患病率的分子是病例，而感染率的分子是感染者。某些传染病感染后不一定发病，但可以通过微生物学、血清学等方法测定其是否感染。感染率的用途广泛，特别是对隐性感染率高的疾病调查，如乙型病毒性肝炎、脊髓灰质炎、流行性乙型脑炎等，常用它推论疾病的感染状况或防治工作效果，估计其流行势态，也可为制订防治计划提供依据。

7. 生存率（survival rate） 又称存活率，是指患某病的人（或接受某种治疗措施的病人）经 n 年的随访，到随访结束时仍存活的病例数占观察病例数的比例。在评价某些慢性病如癌症、心血管病等的远期疗效时常用此率。

$$n\text{生存率}=\frac{\text{随访满} n \text{年的某病存活病例数}}{\text{随访满} n \text{年的该病病例总数}}\times100\% \tag{式 4-8}$$

研究生存率必须有随访制度，应确定随访开始日期和截止时间。开始日期一般以确诊日期、手术日期、住院日期为准，截止时间通常以 3 年、5 年、10 年计算，即 3 年、5 年、10 年生存率。

三、疾病流行强度的相关术语

疾病流行强度是疾病在某地区一定时期内存在数量的多少，以及各病例之间的联系程度，也称疾病的社会效应。常用散发、流行和大流行等表示。

1. 散发（sporadic）　是指某病在一定地区的发病率呈历年来一般水平。一般多用于区、县以上范围，不适于小范围的人群。不同病种、不同时期散发水平不同。确定某病在某地区是否属于散发，应参照当地前 3 年该病的发病率，如当年发病率未显著超过既往一般发病率，则称为散发。

2. 流行（epidemic）　是指一个地区某病发病率明显超过历年的散发发病率水平称为流行。流行与散发是相对的，各地应根据不同时期、不同病种等作出判断，一般发病率超过同期散发水平 3~5 倍才能判断为流行。

3. 大流行（pandemic）　即疾病蔓延迅速，涉及地域广，往往在比较短的期间内越过省界、国界甚至洲界，而形成大流行。如流行性感冒、霍乱，历史上曾发生过多次世界性流行。

四、疾病的三间分布

（一）地区分布

疾病的发生往往受地区自然环境和社会条件的影响。因此研究疾病地区分布常可对疾病的病因、流行因素等提供线索，以便制订防治对策。

研究疾病地区分布的方法，需根据实际情况进行确定。可做疾病标点地图、地区分布图、传播蔓延图，也可按不同地区计算其发病率、死亡率、患病率等。

1. 国家间及国家内的分布　疾病在国家间及国家内的分布呈现不同的特点，主要表现为：①有些疾病只发生在世界某些地区，如黄热病主分布于非洲和南美洲；②有些疾病虽在全世界均可发生，但其分布不一，且各有其特点；③有些非传染病世界各地可见，但发病和死亡情况不一 。引起疾病的原因可归纳为：①不同国家或地区所处的特殊地理位置、地形及环境条件差异；②气象条件不同；③当地人群的特殊风俗习惯及其遗传特征差异；④人群组成的社会文化背景不同；⑤生物媒介在不同国家或地区的分布不同。

2. 城乡分布　城市与农村由于生活条件、卫生状况、人口密度、交通条件、工业水平、动植物的分布等情况不同，所以疾病的分布也出现差异，这种差异就是由各自的特点所决定的。

(二) 时间分布

疾病的发生与流行，无论传染病还是非传染病均随时间的推移而不断变化。研究疾病时间分布的特征不但有助于预测疾病的发生，还可为病因研究提供线索。描述疾病时间分布包括以下几个方面。

1. 短期波动（rapid fluctuation）　指疾病在一个集体或固定的较小人群中，短时间内，发病数突然增多的现象，有时也称时点流行或爆发（outbreak）。两者的区别是爆发涉及的人群范围较小，短期波动涉及的人群则相对较大。造成疾病短期波动的多数原因是由于许多人在短期接触同一致病因子而引起的。由于潜伏期不同，发病有先有后，但大多数病例发病日期往往在最短和最长潜伏期之间，即常见潜伏期，发病高峰与该病的常见潜伏期基本一致。因此可从发病高峰推算暴露日期，从而找出引起爆发的原因。

2. 季节性（seasonal variation）　指疾病的发生呈现每年的一定月份中发病频率升高的现象。疾病的流行有一定季节性，传染病尤为明显，如流行性乙型脑炎在我国北方 8、9、10 三个月为发病高峰季节，在此前后很少发生，其主要原因与乙型脑炎病毒在媒介昆虫体内繁殖特性及蚊虫孳生条件有关。

季节性高峰的原因复杂，受气象因素、媒介昆虫、野生动物和家畜生长繁殖等因素影响，也受风俗习惯、生产、生活和卫生水平等因素的影响。季节性研究不但可探讨流行因素、传染源，还可为防治对策的制订提供依据。

3. 周期性（periodicity）　指某些疾病发生频率有规律地相隔一定时间发生较大流行的现象。一些传染病由于易感人口的积累而发生流行，常可表现为周期性特点。如流行性脑髓膜炎，约 7~9 年流行一次，主要是与人口稠密的城市中易感者积累及传染源与易感者接触有关。

4. 长期变异（secular trend）　指经过较长时间（几年或几十年）疾病的临床特征、发病率、死亡率等的变动情况，也包括病原体的型别、毒力及其他致病因素的变动趋势。人类许多疾病在一个相当长时间内会随着社会生活条件的改变，医疗技术的进步，自然条件的变化而发生显著变化，使其感染类型、病原体种类及宿主发生很大的变化。如猩红热经过近百年的长期变异，其发病率与死亡率均有明显的下降，临床上轻型患者明显增多，重型患者显著减少。

（三）人群分布

疾病的分布常常随人群的性别、年龄、职业、种族、阶层、婚姻状况、家庭情况的不同而有差异，也与人群不同行为及环境有关。其分布不同的原因是多方面的。研究疾病的人群分布常有助于确定危险人群和探讨病因。

1. 性别　描述疾病在不同性别人群中的分布，即是比较男女某种疾病的发病率、患病率或死亡率等指标的差异。造成疾病性别分布不同的原因，可能与下列因素有关：①男女接触外界环境致病因素的频率和强度不同，如肺癌、肝癌等；②男女解剖生理特点不同，如乳腺癌、前列腺癌。

2. 年龄　年龄与疾病间的关联比其他因素的作用都强，多数疾病的发病率与死亡率均与年龄有关。有些疾病几乎特异地发生在一个特殊的年龄组，如麻疹、水痘；慢性病如冠心病等一般随年龄增长发病率有增长趋势；而急性传染病一般随年龄增长发病率有减少趋势；有些疾病年龄效应特别明显，如随年龄增长糖尿病的患病率增加也十分明显。

导致年龄分布出现差异的原因，可能与下列因素有关：①免疫水平状况；②暴露病原因子的机会不同；③预防接种改变某些疾病固有的发病特征等。

3. 职业　许多疾病的发生与职业密切相关，如煤矿工易患矽肺；炼焦工人易患肺癌。职业与疾病的关系表现在职业环境对个人的影响上。疾病在职业分布中的差异主要与特异的职业有害因素有关。人的一生中有相当长的时间在从事某种职业活动，在职业环境中接触职业有害因素而导致疾病的发生。

4. 种族和民族　不同种族人群包含着许多因素，如遗传、地理环境、国家、宗教及生活习惯等。这些因素均影响疾病的发生。如马来西亚居住有三种民族，马来人患淋巴瘤较多；印度人患口腔癌多；而华人以患鼻咽癌和肝癌较多。

种族和民族对疾病的影响主要来自两个方面，一方面是生活习惯和经济条件，另一方面为遗传因素。

5. 行为　近年来行为医学研究发现，一些疾病在不良行为人群中的发病率或死亡率均高。据世界卫生组织报告，在发达国家和部分发展中国家，危害人类健康和生命的主要原因，是恶性肿瘤、冠心病、脑卒中、高血压、糖尿病等慢性非传染性疾病，而这些疾病的发生与发展，60%~70%是由社会因素和不健康的生活方式与不良行为习惯造成的。最常见的不良行为有：吸烟、酗酒、吸毒、不正当性行为、静坐生活方式（sedentary lifestyle）等。

第三节 描述性研究

描述性研究（descriptive study）是流行病学研究中最基本、最常用的一类方法。通过在特定人群中收集、归纳、整理资料及数据处理等手段，描述疾病和健康状况在时间、地点和人群方面的分布特点及发生、发展规律，提出初步防治对策或进一步的研究方向。描述性研究主要有三类：现况调查、病例报告及生态学研究。在此重点介绍现况调查。

一、现状调查概述

1. 概念 现况调查（prevalence survey）又称现患调查或横断面调查（cross-sectional survey），指在某一特定人群中应用普查或抽样调查等方法收集特定时间内有关变量、疾病或健康状况的资料，以描述疾病或健康状况的分布及某因素与疾病的关联的研究方法。即是在一个特定的人群中，在某一时点或短时期内，同时评价暴露与疾病或健康的状况，用以描述暴露、疾病或健康状况的分布以及两者可能的相关关系。

2. 特点

（1）获得的疾病情况是调查当时的患病情况，只能计算患病率，不能计算发病率。

（2）只能为病因研究提供线索，不能得出病因因果关系的结论。

（3）现况调查不需要设立对照组，但是可作对比性分析。

3. 目的和用途

（1）描述疾病或健康状况的分布 通过三间分布的描述，可发现某种疾病的流行强度及分布特点，以便分析患病频率与哪些环境因素、人群特征及防病措施的质量等因素有关。

（2）提供病因线索 通过某些因素或特征与疾病或健康状况联系的描述分析提出病因假设，供分析性流行病学研究利用。另外，现况调查对于不会发生改变的暴露因素如血型、种族、性别等的研究，可以提供真实的暴露与疾病联系的证据。

（3）早期发现病人　利用普查、抽样调查等手段，可以早期发现病人，有利于早期治疗。

（4）评价疾病的防治效果　如果定期地在某一人群中进行横断面研究，收集有关暴露与疾病的资料，该研究结果类似于前瞻性研究结果。将现况研究的结果与同一地区几年以前或几年以后的同类调查结果进行比较，则可评价某些疾病的防治效果。

二、现状调查类型

（一）普查

1. 概念　普查（census）是为了了解某病的患病率或某人群的健康状况，在特定时间对特定范围内人群中的每一成员进行的全面调查或检查。

2. 特点

（1）特定时间应该较短，甚至是某时点。一般为 1~2 天或 1~2 周，大规模的普查最长不应超过 2~3 个月。

（2）特定范围可以指某地区或某种特征的人群，或是某居民点的全部居民，或是某地区某单位的几个年龄组或从事某一职业人群中的每一个人。

（3）普查可以同时调查几种疾病，并能发现人群中的全部病例。

（4）普查比较适用于患病率较高的疾病，一般要求对所调查的疾病有比较简易而准确的检测手段和方法，并对调查出的病例有可靠有效的治疗方法，否则不宜进行普查。

3. 目的

（1）早期发现和及时治疗疾病。

（2）了解疫情和分布。

（3）建立生理标准。

（4）了解疾病或健康的分布，为进一步研究提供线索。

4. 优缺点

（1）优点　①能提供疾病分布情况和流行因素或病因线索；②通过普查能起到普及医学科学知识的作用；③能发现人群中的全部病例，使其得到及时治疗。

（2）缺点　①由于工作量大而难以完成十分细致的工作程序，常难免漏查调查对象；②不适用于患病率很低的疾病；③耗费人力物力，成本高；④只能获得患病率资料，而不能获得发病率资料。

（二）抽样调查

1. 概念 抽样调查（sampling survey）是按照一定的抽样方法，随机抽取某研究人群中有代表性的一部分人群进行调查，以所得的结果估计该人群某病的患病率或某些特征的情况，即以局部推论总体的调查方法。

2. 特点

（1）抽样调查要遵循随机化的原则。

（2）设计时要考虑抽样方法及样本大小。

（3）要注意调查的真实性及其可靠性。

（4）抽样调查容易产生偏倚，但可在调查设计、实施和资料分析时加以认识、控制和防止。

3. 抽样方法 依照抽样调查的理论和特点，可将其分为以下几类：

（1）单纯随机抽样（simple random sampling） 也称简单随机抽样，是最简单、最基本的抽样方法，即从总体 N 个对象中，利用抽签或其他随机方法抽取 n 个个体组成有代表性的样本。注意应保证总体中每个对象被抽到的概率相等。

（2）系统抽样（systematic sampling） 又称机械抽样或等距离抽样，即将总体中的全部个体按某一标志或属性排列起来，再依据一定的顺序，机械地每隔若干单位抽取一个单位组成样本。

（3）分层抽样（stratified sampling） 将总体单位按某种特征如性别、年龄、居住条件、文化水平、疾病的严重程度等分为若干次级总体（层），然后从每层抽取一个随机样本组成所需要的样本数。分层抽样要求层内变异越小越好，层间变异越大越好，可提高每层的精确度，也便于层间比较。

（4）整群抽样（cluster sampling） 即将总体分成若干群组，抽取其中部分群组的全体组成样本的抽样方法。整群抽样要求群内变异越大越好，群间变异越小越好，这样抽取的样本更有代表性。

4. 样本含量估计 抽样调查需要估算合适的样本人数，样本过大会给工作带来难度，浪费人力物力，并且容易产生偏倚；样本过少又会导致抽样误差增大，使结果缺乏可信性。影响抽样调查样本大小的因素是多方面的，主要包括：①所调查疾病的预期现患率（P），一般现患率越接近50%，所需样本数越小；②对调查结果精确性的要求，即允许误差（d）的大小，允许误差越大，所需样本越小。一般的，在做某病的现患率调查时，其样本含量可用下式估计。

$$N = \frac{t_a^2 PQ}{d^2} \qquad\qquad (式4-9)$$

式中 P 为估计现患率，Q=1-P，t_a 为显著性检验的统计量，d 为允许误差，是 p 的一个分数，一般采用 d=0.1P 或 d=0.15P 进行估算。

若抽样调查中所采用的指标为计量数据，则应采用相应的样本含量估计公式计算，具体可参阅相关书籍。

5. 优缺点

（1）优点　节省时间、人力和物力，调查范围小，调查工作容易做得细致，适用于调查发病率较高的疾病。

（2）缺点　①调查设计、实施和资料分析均比较复杂，重复和遗漏不易被发现，且不适用于调查变异较大的资料；②当某病的发病率很低时，小样本不能提供足够的信息，而若样本扩大到近于总体的 75% 时，直接进行普查更有意义。

三、现状调查的研究设计与实施

1. 明确目的，选择现况调查类型　调查是为了考核预防、治疗措施的效果，还可探索病因或危险因素。调查实施前应根据研究要求提出问题，明确调查目的。另外，还需根据具体研究目的确定是选择普查还是抽样调查来进行。

2. 确定和选择研究对象　根据研究目的和选择的调查类型确定研究对象。如果是普查应是某个区域内的全体人群或具有某一特征的全体人群；如果是抽样调查，则首先要明确该抽样研究的总体人群，其次要确定采用何种抽样方法和抽取多大的样本数。抽样方法可根据总体人群特点及研究目的进行选择，样本数可依据估计调查疾病的现患率及相应公式估算获得。

3. 资料收集　现况调查所需要的资料可从现存的资料和专题调查中获得，具体方法见第一节。

4. 资料分析　现况调查所获得的资料，应先仔细检查这些原始资料的完整准确性，填补缺漏项目，删除重复，纠正错误，对疾病或健康状态按规定的标准归类核实。在完成以上资料的整理后才能开始进行资料分析。

第四节　分析性研究

流行病学分析性研究方法属于观察法的一种类型，主要有病例对照研究和队列研究两种。

一、病例对照研究

(一)概述

1. 概念　病例对照研究(case-control study)是选择一组患有所研究疾病的病例人群作为病例组,另选一组目前未患此病的人群作为对照组,分别调查其既往暴露于某个(或某些)危险因子下的情况及程度,以判断暴露危险因子与研究疾病有无关联及其关联程度大小的一种观察性研究方法。是一种主要用于探索病因的流行病学研究方法。

病例对照研究(及其他类型的流行病学研究)中所谓的暴露(exposure)是指研究对象具有某种疑为与疾病有关的特征或受到某种可疑因子的影响。特征(characteristic)可以是体质上的、生理上的,也可是心理精神上的;既可以是遗传性的也可以是获得性的;因子(因素)既可以是外界的也可以是机体内在的;特征或因子可以是致病性的,也可以是保护性的(使人免于患病的)。因此,"暴露"是一个涵义广泛的概念。

2. 特点

(1)属于观察性研究方法　研究中研究者不给研究对象任何干预措施,只是客观收集研究对象的暴露情况。

(2)设立对照　有事先设立的、独立的对照组,可与病例组进行比较分析。

(3)观察方向是由"果"及"因"　在研究疾病与暴露因素的先后关系时,是先有结果,然后再去追溯导致此结果的可能原因,是由果推因的研究。

(4)一般不能论证暴露与疾病的因果关联　由于受到回顾性观察方法的限制,病例对照研究多数情况下只能得出暴露因素与疾病的统计学关联,不能论证其因果关联。

3. 类型　按照选择对照的方式不同,病例对照研究可分为两种类型:

(1)非匹配设计的病例对照　病例和对照从设计总体中随机抽取,对照只需在数量上不少于病例组,没有其他任何限制和规定。

(2)匹配设计的病例对照研究　根据研究设计的要求,按一定匹配条件来选择对照。此类研究按匹配方式不同又可分为两种:①群体匹配:也称频数匹配,只要求对照组在匹配因素的比例上与病例组相同,无需一一配比;②个体匹配:根据匹配因素一致的原则,病例与对照以个体为单位进行匹配,有1:1,1:2,1:3…1:R

等形式。

在进行病例对照研究设计时，选择的研究类型不同，个体匹配的方式不同，资料的分析方法不同。

4. 用途

（1）探索疾病的可疑危险因素　对于病因未明的疾病，通过病例对照研究可广泛地筛选机体内外环境中的可疑危险因素。

（2）检验病因假设　可初步检验由描述性研究结果建立的病因假设，推断暴露因素与疾病的统计学关联。

（3）提供进一步研究的线索　利用病例对照研究获得较为明确的病因线索，进一步进行队列研究或实验性研究，从而证实病因假设。

（二）设计与实施

1. 确定研究目的，建立假设　根据描述性研究的结果，结合文献复习和病例对照研究的用途，明确研究目的并建立暴露与疾病的关联假设。

2. 选择研究类型　根据研究目的选择研究设计的类型，如为广泛探索危险因素，则以非匹配设计或频数匹配设计的病例对照为宜；如检验某具体的暴露因素与疾病的关联，则可采用个体匹配的设计。

3. 选择研究对象　包括病例的选择和对照的选择，选择病例和对照时一定要注意其代表性。

（1）病例的选择　选择的原则是进入研究的病例应是来自于产生病例的目标人群的随机样本。选择病例时应考虑三方面的因素：①疾病的诊断标准：一般按国际疾病分类（ICD）国内统一的诊断标准。②病例的来源：包括医院病例和社区人群筛检的病例。医院的病例为一定时期内一所或多所医院的门诊或住院的全部病例或其随机样本；社区人群病例主要为某一特定时间和地区内，通过普查得到的所有病例或其随机样本。后者代表性更好。③病例的种类：病例的种类包括新发病例、现患病例和死亡病例。最好选择新发病例，因为新发病例对疾病危险因素的回忆比较准确，可减少回忆偏倚的产生。

（2）对照的选择　对照的选择更为复杂和困难，是病例对照研究的关键，直接关系到研究的成败。对照的选择要根据研究目的确定。病例对照研究中，选择对照是用来估计在产生病例的人群中暴露的分布情况，即对照能够代表目标人群中主要的暴露因素、混杂因素等的分布情况。一般而言，对照应选自于产生病例的源人群，使除研究因素外的其他有关因素的分布与病例组一致，保证研究结果的真实性。

通常的做法是：如果病例组来自某一特定人群，则可以选择该人群非病例（即未患该种疾病的人）的一个随机样本作对照。如病例来自某所医院，则可从同一医院同时就诊或住院的其他病例中选择对照。或以病例的邻居、同事、亲属等作为对照。

4. 估算样本含量　根据所选择的研究类型，选择不同的公式进行估算。

（1）非匹配设计或频数匹配的病例对照研究样本量估计　可应用以下公式计算：

$$n = \frac{[u_\alpha \sqrt{2\overline{p}(1-\overline{p})} + u_\beta \sqrt{p_0(1-p_0) + p_1(1-p_1)}]^2}{(p_0 - p_1)^2} \qquad (式4-10)$$

或近似公式：

$$n = \frac{2\overline{p}(1-\overline{p})(u_\alpha + u_\beta)^2}{(p_0 - p_1)^2} \qquad (式4-11)$$

式中：n 为样本含量；p_0 为对照组暴露率；p_1 为病例组暴露率；$\overline{p} = \frac{(p_0 + p_1)}{2}$

u_α、u_β 为标准正态差的 u 界值。

有时候病例组的暴露率（p_1）很难确定，可利用对照组的暴露率（p_0）与估计的相对危险度（OR 或 RR）进行估算，其计算公式为：$n = \frac{2\overline{p}(1-\overline{p})(u_\alpha + u_\beta)^2}{(p_0 - p_1)^2}$。

（2）个体匹配的病例对照研究　1∶1 匹配与 1∶R（R≥2）匹配的形式样本含量的估算公式不同，现介绍常用的 1∶1 匹配的估算公式（见式4-12、4-13、4-14），1∶R（R≥2）匹配请参阅相关书籍。

$$m = \frac{[\frac{1}{2}u_\alpha + u_\beta \sqrt{p(1-p)}]^2}{(p-0.5)^2} \qquad (式4-12)$$

$$p = \frac{OR}{(1+OR)} \approx \frac{RR}{(1+RR)} \qquad (式4-13)$$

$$M = \frac{m}{[p_0(1-p_1) + p_1(1-p_0)]} \qquad (式4-14)$$

式中 m 为病例与对照暴露状态不一致的对子数；M 为所需的样本量（总对子数）；其余意义同前公式。

5. 资料收集　病例对照研究的资料可从医院病案记录、疾病登记报告等现存资料中摘录，有些资料还需通过检测研究对象的标本或环境才能得到。然而大量的资料主要是通过设计的调查表对病例和对照的询问调查而获得。调查表的设计要求见前述。

资料的收集在病例对照研究中十分重要，若收集的资料不可靠，将产生统计处理无法纠正的系统误差（偏倚）。

6. 资料的整理和分析 对收集的资料进行核查、纠错、验收、归档等一系列整理步骤，使资料尽可能完整以保证资料的质量。将整理好的资料进行分组、归纳、编码并输入计算机，便于进一步处理。资料分析是病例对照研究的难点，具体分析步骤详见下述。

（三）病例对照研究的资料分析

病例对照研究数据分析的中心内容是比较病例和对照中暴露的比例并由此估计暴露与疾病的联系程度，并估计差别与联系由随机误差造成的可能性有多大，特别要排除由于混杂变量未被控制而造成虚假联系或差异的可能。进一步，还可计算暴露与疾病的剂量反应关系，各因子的交互作用（对一种因子的暴露会不会影响对另一种因子的效应），等等。所选择的研究类型不同，数据的分析方法也不同，下面分别介绍其基本的分析方法。

1. 非匹配设计和频数匹配设计的数据分析方法 将资料按暴露因素的有无整理为下表形式：

表 4-1 　　　　　　　　　成组病例对照研究资料整理表

暴露因素	病例	对照	合计
有	A	b	$a+b=n_1$
无	C	d	$c+d=n_0$
合计	$a+c=m_1$	$b+d=m_0$	$a+b+c+d=N$

（1）均衡性检验 对病例组和对照组除研究因素外的其他特征进行显著性检验，观察两组非研究因素是否均衡可比。对于两组存在显著性差异的非研究因素，应分析其是否为混杂因素，如为混杂因素则需要在进一步分析时加以校正或调整以消除其对研究结果的影响。均衡性检验的方法常用两组率的 u 检验、$\bar{x}$ 检验或两组均数的 t 检验、u 检验等。

（2）暴露因素的显著性检验 主要是分析暴露因素在病例组和对照组的频率有无显著的统计学差异，并据此进行统计学推断。分析的方法可采用四格表的 $\bar{x}$ 检验，其计算公式如下：

$$x^2 = \frac{(ad-bc)^2 N}{m_1 m_0 n_1 n_0}$$
（式 4-15）

若两组有显著的统计学意义，则说明暴露因素与疾病之间存在统计学关联。

（3）暴露因素与疾病关联强度的分析 病例对照研究中表示暴露与疾病之间关

联强度的指标为比值比（odds ratio，OR）。

1）OR 的概念：OR 表示两组中某事件发生的概率与不发生的概率的比值的比，简称比值比。

2）OR 的计算：包括点值的计算和区间估计。

①点值计算：根据表中数据直接计算 OR 的点值大小，计算过程为：

$$病例组暴露的比值 = \frac{a/m_1}{c/m_1} = \frac{a}{c} \qquad 对照组暴露的比值 = \frac{b/m_0}{d/m_0} = \frac{b}{d}$$

$$比值比（OR）= \frac{病例组暴露比值}{对照组暴露比值} = \frac{a/c}{b/d} = \frac{ad}{bc} \qquad （式4-16）$$

②区间估计：由于点值未考虑抽样误差，有其变异性。应按一定的概率（可信度）来估计本次研究总体比值比的可能范围，这个范围称为比值比的可信区间。这种估计方法为区间估计，一般采用95%的可信度进行区间估计，其计算公式为：

$$OR_L，OR_U = OR^{\left(1 \pm u_a / \sqrt{x^2}\right)} \qquad （式4-17）$$

式中 u_a 为正态离差值，OR_L、OR_U 分别为 OR 的下限和上限值。

3）OR 的意义：OR 值是相对危险度的估计值，表示存在暴露因素是不存在暴露因素发生某病的风险倍数。OR 值反映了暴露与疾病之间联系的强度。一般来说，OR 的可信区间均在 1 以上，表示暴露因素是疾病的危险因素且值越大危险越大；OR 的可信区间均小于 1，表示暴露因素是疾病发生的保护因素且值越小保护性越大；如果 OR 的可信区间跨过 1，暴露因素与疾病之间无任何关联。

2. 个体匹配病例对照资料的分析 个体匹配的病例对照研究的资料分析方法与个体匹配的形式有关，个体匹配形式不同，分析方法也不同。本书简单介绍 1∶1 匹配形式的资料分析方法，其他 1∶R（R≥2）匹配的资料分析请参阅相关书籍。

（1）将资料整理成四格表，见表4-2。

表 4-2　　　　　　　　1∶1 匹配病例对照研究资料整理表

对照	病 例		合计
	有暴露	无暴露	
有暴露	a	b	a+b
无暴露	c	d	c+d
合计	a+c	b+d	a+b+c+d=N

注意：式中 a、b、c、d 分别代表相应的对子数，N 为总对子数

（2）暴露因素的显著性检验：检验暴露与疾病是否有统计学关联，用 McNemar

公式计算。

$$x^2 = \frac{(b-c)^2}{(b+c)^2}$$ （式4-18）

当对子数较小，N<40 时则用校正公式：

$$x^2 = \frac{(|b-c|-1)^2}{(b+c)^2}$$ （式4-19）

（3）暴露因素与疾病关联强度的分析　分别计算 OR 的点值和可信区间。

①点值计算：

$$OP = \frac{c}{b}$$ （式4-20）

②区间估计：一般计算 95% 的可信区间：

$$OR_L, \ OR_U = OR^{(1 \pm u_a / \sqrt{x^2})}$$ （式4-21）

二、队列研究

（一）概述

1. 概念　队列研究（cohort study）是按照研究对象是否暴露于所研究的暴露因素之下或暴露程度不同而划分为不同组别，然后随访观察一段时间，观察和比较各组某事件发生的概率，以检验暴露因素与该事件发生之间有无关联的一种研究方法。队列研究是分析流行病学的重要方法之一，在医学研究中有多种用途。

2. 特点

（1）属于观察性研究方法　研究中研究者不给研究对象任何干预措施，暴露与否是客观、自然存在于研究人群中的。

（2）设立对照　事先设立可比较的对照组。队列研究是按研究对象是否暴露某因素或暴露程度不同进行分组设立对照，而不是按是否发病进行分组，也不是将研究对象随机分组的。

（3）观察方向是由"因"到"果"　从病因链的角度来看，队列研究是从"因"到"果"的研究，符合病因推断上前因后果的时间顺序。

（4）结果的论证　强度较强，可以论证暴露与疾病的因果关联。

3. 类型

（1）前瞻性队列研究　是队列研究的基本形式，其主要特点是研究对象的确定与分组是根据研究开始时的暴露状态。研究的结局需要随访一段时间才能得到。研究期限比较长，需要消耗较多的人力、物力，最大的优点是研究者可以直接获得第一手的资料，且资料较为可靠。

（2）回顾性队列研究　与前瞻性队列研究不同的是，在研究开始时暴露与疾病均已发生。研究者根据过去的暴露情况进行分组，结合现有的资料分析各组疾病的发生情况，据此判断暴露与疾病之间是否存在关联。

（3）双向性队列研究　该方法是前两者的结合，所以也称为混合性队列研究。此类研究类型具有回顾性队列研究和前瞻性队列研究的性质。

4. 用途

（1）检验病因假设　由于队列研究是由"因"到"果"的研究，多用于检验病因假设。在一定条件下，可论证因果关联。

（2）描述疾病在人群中的自然史　通过前瞻性队列研究可观察到某疾病在人群中的发生、发展至出现结局的自然过程，称为人群的疾病自然史。可弥补个体疾病自然史的不足。

（3）评价预防效果　根据人群中是否接受某种预防措施分为暴露组和非暴露组，随访观察某相关指标在两组中出现情况来评价该预防措施的效果。

（4）应用于疾病的预后研究　临床上常用队列研究分析某个（些）预后影响因素与疾病预后是否关联及关联强度的大小。

（二）设计与实施

1. 确定研究目的　队列研究主要的用途是检验病因假设，在实施前首先确定研究目的，即根据一些病因线索提出病因假设，然后通过队列研究验证假设是否正确、成立。一般的，队列研究的假设需建立在现况研究或病例对照研究结果得到初步验证的基础上，以此为基础进一步验证。

2. 确定研究因素　研究因素即队列研究中要观察的主要暴露因素，是队列研究的分组依据。研究因素应根据研究目的来确定，同时还需有一个明确的定义，规定对其测量的具体标准和方法。研究因素的定义和测量可通过查阅文献或请教有关专家，同时结合研究目的、财力、人力等因素，综合考虑后进行。另外，队列研究除了要确定主要暴露因素（研究因素）外，还应考虑收集其他次要的暴露因素的资料，以便排除混杂或其他影响结果因素，更好地说明研究结果。

3. 确定研究结局　队列研究的结局也称为结局变量或结果变量，是观察人群中出现的预期结果事件。研究结局是队列研究的观察终点。研究结局的确定，应按照国内外公认的、统一的标准进行判断，以便对不同地区的研究结果进行比较。

4. 选择研究队列 队列研究中的队列有固定队列和动态队列两种类型，是根据研究开始后是否有新成员加入队列或现有成员退出的情况进行分类的。固定队列是指在时间和地点上都明确规定了一组人群，在研究开始后，既没有新成员加入也没有人员退出的现象，研究对象是固定的。动态队列则与之相反，在整个随访过程中，有新成员加入，也可有被随访的成员退出，研究对象是动态的，随时变化的。所选择研究队列的类型不同，在计算结局变量发生概率时的计算方法也不同。一般来说，固定队列可计算累计概率，而动态队列只能计算人时概率，前者计算较为简单，后者则较为复杂。

5. 选择研究对象 队列研究的研究对象是可能发生研究结果的总体人群中的随机样本，包括暴露人群和对照人群。

（1）暴露人群的选择 暴露人群的选择可以从以下几方面考虑：①特殊暴露人群或职业人群：这类人群对某暴露因素有较高的暴露水平，暴露史明确，易得出结果。②一般人群：在自然人群中选择暴露研究因素的人群，这类人群的代表性最好，得到的结果外推性好，但发生研究结果事件的概率较小，实施时存在困难。③有组织的人群团体：是一般人群中的特殊组织团体，如医学会会员、工会会员等有组织或专业团体的成员组成。这类人群容易保证随访质量。

（2）对照人群的选择 正确选择对照人群直接影响队列研究的真实性。对照人群除暴露因素与暴露人群不同外，其他因素或人群特征应尽可能地与暴露人群相似，即具有可比性。一般可根据暴露人群选择相对应的对照人群，其形式包括：①内对照：由与暴露人群同一队列中没有暴露于研究因素或暴露程度最低的人群组成。由于与暴露人群的来源相同，两组的可比性较好，是队列研究中最合理的对照。②外对照：暴露人群选定后，从其他人群中选择对照人群，这种方式称为外对照。在选择特殊暴露人群或职业人群为暴露人群时，常需选择外对照。③一般人群对照：不另外设立专门的对照组，只是将暴露人群的研究结果与一般人群同种事件发生的概率相比较。选择此类对照时，尤其应注意两组资料的可比性。

6. 估计样本含量 一般来说，队列研究所需的样本量较大，可按下式估计暴露组和对照组所需的样本人数。

$$n = \frac{[u_\alpha\sqrt{2\bar{p}(1-\bar{p})} + u_\beta\sqrt{p_0(1-p_0)+p_1(1-p_1)}]^2}{(p_0-p_1)^2} \qquad (式\ 4-22)$$

或近似公式：

$$n = \frac{[u_\alpha\sqrt{2\bar{p}(1-\bar{p})} + u_\beta\sqrt{p_0(1-p_0)+p_1(1-p_1)}]^2}{(p_0-p_1)^2} \qquad (式\ 4-23)$$

式中：n 为每组所需的样本含量；p_0 为对照组人群的研究结果发生率；p_1 为暴露组研究结果发生率；$\bar{p} = \dfrac{(p_0 + p_1)}{2}$。$u_\alpha$、$u_\beta$ 为标准正态差的 u 界值。

由于队列研究的随访时间较长，失访在所难免，故在确定样本量时要考虑失访率，实际样本量应在计算结果的基础上加 10%。

7. 收集资料　队列研究的资料主要包括基础资料和研究结果资料。基础资料主要指人口学资料、暴露及暴露相关资料及环境资料等，收集的方式可查阅现存记录、调查研究对象或进行医学检查检验等。研究结果的资料则需通过对研究对象的随访才能获得，随访时应注意：①随访起止时间的规定：队列研究应有一个明确的随访开始时间和结束时间，以便计算结果事件发生的概率。②随访期限的规定：随访期限的长短应结合研究目的及研究结果发生的潜伏时间决定。期限过长，将导致失访率增加；过短则不能得到足够的阳性结果。③随访内容的确定：除了研究结果变量外，还应注意收集暴露因素变化情况、混杂因素的情况及失访情况等。④随访方法的选择：应根据随访内容及实际情况选择不同的随访方法。常用的随访方法主要有查阅常规登记资料、随访对象的定期调查或检查以及两者相结合等。

8. 资料整理和分析　资料的整理方法同病例对照研究。队列研究的资料分析主要是通过比较各组研究结果发生的概率如发病率或死亡率等是否存在显著性差异或差异的程度，以分析暴露与疾病的关联性及关联强度。

(三) 队列研究的资料分析

队列研究的结果可以用来计算所研究疾病在随访期间的发病率或死亡率及各种专率。通过对暴露组与非暴露组的率或不同剂量的暴露组的率的比较，或暴露组的率与全人群的率比较，便可检验病因假设；对可疑病因的暴露与疾病（死亡）是否存在联系；联系强度如何；是否是因果联系。

1. 概率的计算　选择队列的类型不同，计算研究结果发生概率的方法也不同。固定队列主要计算累计概率如累计发病率或累计死亡率等，分母是用进入队列时的人数；动态队列则需计算人时概率如发病密度，分母是用人时数。

(1) 累积发病率（cumulative incidence rate，CI）　某一固定人群在一定时期内某病新发生例数与时期开始总人数之比。随访期越长，则病例发生越多，所以 CI 表示发病率的累积影响。CI 又是平均危险度的一个指标，也就是一个人在特定时期内发生该病的概率。

$$n \text{ 年某病累计发病率} = \frac{某人群在 n 年内的发病总人数}{观察开始时的人口数} \times 1000\% 或（100000/10 万）$$

（式 4-24）

（2）**发病密度**（incidence density，ID）　当队列是一个动态人群时，观察人数变动较大（因失访、迁移、死于他病、中途加入等），应将变动的人群转变为人时数代替人数来计算，此种发病率称为发病密度。人时是观察人数乘以随访单位时间的积，常用人年。发病密度是一定时期内的平均发病率。其分子仍是一个人群在期内新发生的病例数，分母则是该人群的每一成员所提供的人时的总和。

2. 率的差异显著性检验　将资料整理如表 4-3。当观察的样本含量较大时，样本率的频数分布符合正态分布或近似正态分布，可采用两样本率的 u 检验方法。如果样本率较低，不符合正态分布或近似正态分布，则可应用二项分布或 passion 分布的直接概率法进行，也可应用卡方检验。具体方法可参阅统计部分内容。

表 4-3　　　　　　　　　　　队列研究资料整理表

组别	发病数	未发病数	合计	发病率
暴露组	a	b	$a+b=n_1$	a/n_1
对照组	c	d	$c+d=n_0$	c/n_0
合计	$a+c=m_1$	$b+d=m_0$	$a+b+c+d=N$	

3. 暴露与疾病关联强度的计算

（1）**相对危险度**（relative risk，RR）　又称率比（rate ratio），是暴露组发病率（或死亡率）与对照组发病率（或死亡率）的比值。

1）计算：包括点值计算和可信区间估计。

①点值计算：暴露组发病率 $I_e=a/n_1$，对照组的发病率 $I_0=c/n_0$。

$$相对危险度\ RR = \frac{I^e}{I_0} = \frac{a/n_1}{c/n_0}$$

（式 4-25）

②区间估计：通常采用 Woolf 法。

$$Var\ (InRR) = \frac{1}{a}+\frac{1}{b}+\frac{1}{c}+\frac{1}{d}$$

（式 4-26）

InRR 的可信区间：$InRR_L, InRR_U = InRR \pm u_\alpha \sqrt{Var\ (InRR)}$（式 4-27）

求其反自然对数即可得 RR 相应的可信区间，通常求 95% 的可信区间，此时 $u_\alpha = 1.96$。

2）意义：RR 表示暴露组发病或死亡是非暴露组的倍数，说明暴露因素存在时发病或死亡风险是暴露因素不存在时的倍数关系。RR 不同取值所代表的意义同 OR 值。

（2）归因危险度（attributable risk，AR）　也称特异危险度或率差（rate difference，RD），是暴露组的发病率或死亡率与对照组同种率之差。说明由于暴露增加或降低的发病率或死亡率，即疾病危险完全归因于暴露因素的程度。

$$AR = I_e - I_0 = \frac{a}{n_1} - \frac{c}{n_0} = I_0 \, (RR-1) \qquad\qquad \text{（式 4-28）}$$

AR 与 RR 同为估计暴露与疾病关联强度的指标，但彼此代表的意义有差别。RR 说明个体在暴露情况下比不暴露情况下发生某疾病的风险倍数，具有病因学意义；AR 则是对于群体来说，在暴露情况下比不暴露情况下所增加的疾病发病数量，如消除暴露因素则可减少这一数量的疾病发生，具有疾病预防和公共卫生学意义。

（3）归因危险度的百分比（attributable risk percent，AR%）　又称病因分值（etiologic fraction，EF），指暴露人群中归因于暴露因素引起的发病或死亡占其全部发病或死亡的百分比。

$$AR\% = \frac{(I_e - I_0)}{I_e} \times 100\% \qquad\qquad \text{（式 4-29）}$$

（4）人群归因危险度（population attributable risk，PAR）　指一般人群中某病发病或死亡率（I_t）与对照组发病或死亡率（I_0）的差值。

$$PAR = I_t - I_0 \qquad\qquad \text{（式 4-30）}$$

PAR 表示暴露的社会效应，即暴露因素对某人群的危险程度或消除这个因素后人群中可能使发病或死亡率减少的程度。也可用百分比表示，称为人群归因危险度百分比（population attributable risk percent，PARP），其计算方法和意义与 AR% 相同。

第五节　实验流行病学

一、实验流行病学的概念

实验流行病学（experimental epidemiology）又称干预研究（intervention study）、流行病学实验研究（epidemiological experiment study），是指将来自同一总体的研究人群随机分为实验组和对照组，研究者对实验组人群施加某种干预措施后，随访并比较两组人群的发病（死亡）情况或健康状况有无差别及差别大小，从而判断干预措施效果的一种前瞻性、实验性研究方法。

二、实验流行病学的基本特征

1. 前瞻性研究 流行病学实验研究必须直接追踪随访研究对象，虽然对这些研究对象的观察不一定从同一天开始，但必须从一个确定的起点开始追踪。

2. 施加干预措施 流行病学实验研究必须对实验对象施加一种或多种干预措施，作为干预措施可以是预防某种疾病的疫苗、阻断某疾病发生的某因素、治疗某病的药物或方法等。

3. 随机分组 研究对象是符合某实验要求的特定总体的代表人群，并在分组时采取严格的随机分配原则。

4. 必须有平行的对照 要求在实验开始时，两组在除干预措施以外的有关各方面具有可比性，这样实验结果的差异才能归于干预因素的效应。

一个完全的流行病学实验——真实验，必须具备上述四个基本特征，如果一项实验研究缺少一个或几个基本特征，这种实验研究叫类试验（quasi-trial），又称半试验（semi-trial）。

三、实验研究的基本要素

处理因素、受试对象和实验效应是实验设计的三个基本要素，它们贯穿于整个实验研究过程，从不同侧面影响着实验研究的结果，在实验设计中必须予以足够重视。例如，用两种药物治疗糖尿病病人，观察比较两组病人血糖、尿糖的下降情况，这里所用的药物为处理因素，糖尿病病人为受试对象，血糖值、尿糖值为实验效应。

四、实验设计的基本原则

即随机化原则、设立对照原则、盲法原则。

1. 随机化 随机抽样可使目标人群中的每个个体都有同样的机会被选择作为研究对象才能保证研究所得的结果具有可推广性。随机分配是使每个受试者进入各组的概率相同，使他们除了处理因素不同外，在其他的非处理因素上也具有较好的可比性，以保证研究结果的真实。

2. 对照 除被研究的某项疗法或干预措施外，其他方面的试验条件与观察指标和效应标准都应与试验组相同，并和试验组的结果进行比较。其目的是为研究的实验组提供了一个可比较的基础，以排除非处理因素对研究结果真实性的影响。证明两组或多组间结果的差异及其程度。不设对照或对照不完善将影响试验结果的可靠性和重复性。

3. 盲法试验　盲法是指在临床试验中，不让受试者、研究者或其他有关工作人员知道受试者接受的是何种处理，从而避免他们的行为或决定干扰试验结果。盲法的分类有：

（1）单盲　只有受试者不知道自己的分组情况，接受的是试验措施还是对照措施，单盲简单易行，可减少来自受试者的偏倚，但不能避免观察者主观意愿的干扰。

（2）双盲　受试者和试验的执行者双方都不知道分组情况，也不知道受试者接受的是哪一种措施，双盲可减少在收集和分析资料时的偏倚，尤其在反映主观判断指标时更重要，但不适用于危重患者。

（3）三盲　是双盲试验的扩展，是指研究对象、研究者及资料分析人员均不了解研究分组情况，能更客观地评价反应变量，但较复杂，执行有一定难度。

五、流行病学试研究的主要类型

1. 按研究场所划分

（1）现场试验（field trial）　是以尚未患病的人群作为研究对象，按随机分配原则将研究对象分为实验组和对照组，实验组给予某种干预措施（要研究的因素），对照组不给予干预措施或给予安慰剂，接受处理或某种预防措施的基本单位是个人而不是亚人群。现场试验主要用于病因研究和疫苗及预防措施效果评价。

例如：进行乙肝疫苗的效果评价。选择 HBsAg 阳性母亲所生的婴儿为研究对象，观察接种（干预）和未接种乙肝疫苗者发生乙肝病毒的感染情况。结果：乙肝疫苗接种组 HBsAg 阳性率明显低于未接种组，说明乙肝疫苗对预防乙肝病毒感染有效。

（2）社区干预试验（community intervention trial）　有些实验研究其现场情况或给予干预措施不适合以个体为单位来进行，而更适合以社区或某一地理区域为单位来划分实验组和对照组，并按实验组的群体给予干预措施。如通过改水预防地方性氟中毒的实验研究，食盐加碘预防地方性甲状腺肿的实验研究。如果参与的社区比较多，也需进行随机分组，不过分组的单位是社区或亚人群而不是个体。像这样的研究我们称之为社区干预试验。

例如：进行食盐中加碘预防甲状腺肿的效果评价。选择食盐中加碘与未加碘的两个县观察甲状腺肿的发生情况。结果：食盐中未加碘县的甲状腺肿发病率显著高于食盐中加碘县的发病率，说明食盐中加碘可预防甲状腺肿的发生。

（3）临床试验（clinical trial）　主要目的是评价某一药物或某一治疗方法的治

疗效果，其基本原理与前述现场试验基本相同，所不同的是临床试验的研究对象是已确诊患有某病的病人。在临床试验时，首先从具有临床症状的大量病人中选出合适的研究对象，然后将研究对象分为两个预后相类似的组（除给予的因素外，其他影响预后因素应相同），一组为实验组，另一组为对照组。实验组给予某种干预措施（新药或新疗法），对照组给予安慰剂或传统疗法。然后观察两组的临床过程及转归，比较两组的治愈率、好转率、病死率等指标，从而评价干预措施的效果。

例如：进行长效心痛定治疗高血压的效果评价。研究对象为确诊的原发性高血压病人。研究方法采用临床试验，将高血压病人随机分为实验组和对照组，实验组以长效心痛定药物干预，对照组不给该药，观察一定时间后比较两组的血压变化情况。结果分析：实验组血压平均水平显著低于对照组，可认为长效心痛定对治疗高血压有效。

2. 按设计的基本特征划分

（1）真实验：特征为前瞻追踪、人为干预、设立对照、随机分组。

（2）类实验：不设对照组、非随机分组的对照组。

根据是否设立对照组可将类试验分为两类：

1）不设对照组的类试验：不设对照组不等于没有对比，它的对比，一是自身前后对照，即同一受试验者在接受干预措施前后比较，二是与已知的不给该项干预措施的结果比较。

2）设对照组的类试验：有些试验虽然设立了对照组，但研究对象的分组不是随机的。

六、社区干预实验

社区干预实验是以一个完整的社区或行政区域为基本单位，以人群作为整体对某种预防措施或方法考核或评价所进行的实验观察，是现场试验的一种。根据需要，其范围大小可以是村、乡镇、街道、县、城市、地区甚至某个国家；还可有特殊社区如学校、工作单位、工厂的车间、医院等。在地方病防治研究中改用非病区粮食、旱田改水田预防大骨节病、补硒防治克山病、全民食盐加碘预防碘缺乏病、打深井降氟预防氟中毒等试验都是做得较多的社区干预试验。

社区干预试验是现场试验的扩展，是涉及社区范围的干预。二者概念上的区别在于干预措施是针对个人的，还是针对一定地域或行政区域或某特定人群的。如疫苗是给个人的，但水加氟预防龋齿则是针对每个水源而不是个人。因此，后者应选择整个社区进行研究。

(一) 社区干预试验的基本原则与步骤

1. 确定研究目的　研究目的是指此次研究要解决的问题，一般是评价药物或疫苗的预防效果；评估健康教育和行为改变对健康或疾病的影响；探索生物、社会环境改变对人群健康或疾病的影响。要注意，一次试验最好只解决一个目的，如果目的过多，则措施分散，研究力量难以集中，反而可能达不到预期目的。

2. 确定研究对象　研究对象是未患所研究疾病的人群。选择研究对象时应制订出严格的选入和排除标准。选择原则：对干预措施有效的人群，预期发病率较高的人群，干预对其无害的人群，能将实验坚持到底的人群，依从性 (compliance) 好的人群。

3. 确定实验现场　进行现场试验时，应确定合适的试验现场，以便于研究。如评价预防治剂或预防措施效果时，选择的试验现场应具备以下条件：①人口数量足够大，比较稳定且具有良好的代表性；②所预防的疾病具有较高而稳定的发病率，以期在实验结束后保证有足够的病例数，便于评价预防措施的流行病学效果；③评价疫苗的免疫学效果时，应选择近期未流行过所研究的疾病，也未进行过针对该病所进行的其他预防措施的地区，便于保证效果是由研究因素所引起的；④当地有较好的医疗卫生条件，卫生防疫保健机构比较健全，登记报告制度较完善，医疗机构及诊断水平较好等；⑤当地领导重视，群众愿意接受，有较好的协作条件等。

4. 确定样本大小　合适的样本含量是保证统计推断有效性的基础。合适的样本大小指的是在实验结束时实验组与对照组比较指标可能获得显著差异所需要的最少人数。影响样本量的因素有：①干预措施前、后研究人群中研究事件 (疾病或死亡) 的发生率，干预前发生率越高，干预后发生率越低，样本量越小。②显著性水平：α 取 0.01 时样本量大于 α 取 0.05。③把握度 $1-\beta$，把握度定得越高，样本量愈大。④单侧检验所需样本量少于双侧检验。如果实验组的效果不比对照组差，就用单侧检验；当不能肯定是实验组和对照组哪一组效果好时则用双侧检验。⑤研究对象分组数越多所需样本量越大。

5. 设立对照组　通过设立对照组可以获得研究指标的数据差异，便于判定研究因素的效应。要求对照组在对疾病的易感程度、感染的机会及研究因素之外的其他影响因素等方面与实验组齐同。

(1) 影响社区干预试验效应的因素　①不能预知的结局：人类生物学因素又称为自身的因素，它包括：一般特征 (年龄、性别、种族等)、人体的免疫状态、遗传因素、精神心理状态等。由于个体自身因素差异的客观存在，往往导致同一种疾病在不同个体中发生、发展和结局的自然史不一致；②霍桑效应（Hawthorne effect）：指人们因为成了研究中特别感兴趣和受注意的目标而改变了其行为的一种趋向，与他们接受的干预措施的特异性作用无关；③安慰剂效应（placebo effect）：指潜在的未知因素的影响。

（2）设立对照的方式 ①安慰剂对照：安慰剂（placebo）通常用乳糖、淀粉、生理盐水等成分制成，不加任何有效成分，但外形、颜色、大小、味道与试验药物或制剂极为相近。在所研究的疾病尚无有效防治药物或使用安慰剂后对研究对象的病情无影响时才使用。②自身对照：即实验前后以同一人群作对比。③交叉对照：即在实验过程中将研究对象随机分为两组，在第一阶段，一组人群给予干预措施，另一组人群为对照组，干预措施结束后，两组对换试验。这种对照必须是第一阶段的干预一定不能对第二阶段的干预效应有影响。

6. 随机化分组 在实验研究中，随机化是一项极为重要的原则。只有进行随机化分组，才能使每个研究对象都有同等的机会被分配到各组去，以平衡实验组和对照组已知和未知的混杂因素，从而提高两组的可比性，避免造成偏倚。常用方法有：

（1）简单随机分组（simple randomization） 将研究对象以个人为单位用掷硬币（正、反两面指定为实验组和对照组）、抽签、使用随机数字表的方法，也可采用系统随机化法，即用现成的数据（如研究对象顺序号、身份证号、病历卡号、工号、学号等）交替随机分配到实验组和对照组中去。优点：简单易行，随时可用，不需要专门工具。缺点：当研究对象数量大时，工作量相当大，有时甚至难以做到。

（2）分层随机分组（stratified randomization） 按研究对象特征，即可能产生混杂作用的某些因素（如年龄、性别、种族、文化程度、居住条件等）先进行分层，然后在每层内随机地把研究对象分配到甲（实验组）和乙（对照组）中。优点：可增加组间均衡性，提高实验效率。缺点：分组前也需要完整的研究对象名单，具有简单随机分组同样的缺点。

（3）整群随机分组（cluster randomization） 按社区或团体分配，即以一个家庭、一个学校、一个医院、一个村庄或居民区等为单位随机分组。优点：在实际工作中易被群众所接受，抽样和调查都比较方便，也可节约人力、物力，因而多用于大规模调查。缺点：抽样误差较大，分析工作量也大。

7. 盲法与非盲法 盲法包括单盲、双盲和三盲。与盲法相对应的是非盲法，又称开放试验（open trial），即研究对象和研究者均知道试验组和对照组的分组情况，试验公开进行。这多适用于有客观观察指标的试验，例如，改变生活习惯（包括饮食、锻炼、吸烟等）的干预效果的观察。

8. 明确实验期限　要根据所研究疾病的自然史并结合研究的具体情况确定实验的观察期限。一般要求实验的观察期限以能观察到两组的发病率能出现显著的统计学差别的时间为准，或者以能观察到实验能出现应有的结果的时间来确定实验的期限。

9. 资料的整理与分析　在实验设计中，就要明确制定出资料的整理、分析计划，包括如何进行资料的核查与归纳、汇总，预期要分析什么指标，采用何种分析方法，如何控制混杂因素等。在对资料进行整理分析时，需要注意正确运用统计学的方法，并结合专业理论知识，合理而恰当地对结果作出解释。

10. 注意防止偏倚的产生

（1）排除（exclusions）　在随机分配前对研究对象进行筛查，凡对干预措施有禁忌者、无法追踪者、可能失访者、拒绝参加实验者，以及不符合标准的研究对象，都应排除。经过排除后，其结果可减少偏倚，但可能影响研究结果的外推。

（2）退出（withdrawal）　指研究对象在随机分配后从实验组或对照组退出。这不仅会造成原定的样本量不足，使研究工作效率降低，且易产生偏倚。退出的原因：a、不合格（ineligibility）；b、不依从（noncompliance）是指研究对象在随机分组后，不遵守实验所规定的要求。原因有：①实验或对照措施有副作用；②研究对象对实验不感兴趣；③研究对象的情况发生改变，如病情加重等。

（3）失访（loss to follow-up）　是指研究对象因迁移或与本病无关的其他疾病死亡等而造成失访。一般要求失访率不超过 10%。

（二）社区干预试验效果的主要评价指标

评价指标选择的基本原则是：①不仅用定性指标，要尽可能用客观的定量指标；②测定方法有较高的真实性和可靠性；③要易于观察和测量，且易为受试者所接受。

1. 评价治疗措施效果的主要指标

$$有效率 = \frac{治疗有效例数}{治疗的总例数} \times 100\% \qquad (式4-31)$$

$$治愈率 = \frac{治愈人数}{治疗人数} \times 100\% \qquad (式4-32)$$

$$病死率 = \frac{因某病死亡人数}{因病受治疗人数} \times 100\% \qquad (式4-33)$$

$$生存率 = \frac{N \text{年存活的病例数}}{\text{随访满} N \text{年的病例数}} \times 100\% \qquad (式4-34)$$

2. 评价预防措施效果的指标

$$保护率 = \frac{\text{对照组发病（或死亡）率} - \text{实验组发病（或死亡）率}}{\text{对照组发病（或死亡）率}} \times 100\%$$

$$(式4-35)$$

$$效果指数 = \frac{\text{对照组发病（或死亡）率}}{\text{实验组发病（或死亡）率}} \times 100\% \qquad (式4-36)$$

$$抗体阳性率 = \frac{\text{抗体阳性人数}}{\text{检查总人数}} \times 100\% \qquad (式4-37)$$

此外，治疗措施效果的考核还可用病死率、病程长短、病情轻重及病后携带病原状态、后遗症发生率、复发率等指标评价；预防措施效果考核可用抗体阳转率、抗体滴度几何平均数、病情轻重变化等指标评价；考核病因预防可用疾病发病率、感染率等指标评价。

（三）社区干预试验应注意的问题

在实验中必须注意伦理道德，防止有意无意地发生不道德行为，避免给研究对象增加痛苦或对其健康造成损害。实验前，应先做动物实验，初步验证此种实验方法的合理、无危害性、效果是否良好。特别是设置对照时，必须以不损害受试者身心健康为前提。

1. 研究必须具有科学依据 要有严格的设计和充分的准备，以保证获得有科学价值的结果。

2. 公平选择研究对象 充分考虑经济上贫困的人群（发病危险大）尽可能获得健康效益。

3. 获得社区的知情同意 应当以信任度较高的文件或公告等形式向社会公众宣传，征得社区的同意或认可。

4. 对照组的选择和"善后"处理 为了试验的目的而撤除已经存在的有效干预措施是不符合伦理的。如果预防或干预措施被证实有效，则应当对安慰剂或空白对照组参与者给予"善后"处理，即给予同样有效的预防或干预措施。

5. 较长试验期限导致"延误"问题 现场随机对照试验的期限一般比较长，少则半年，多则几年甚或十几年，容易产生"延误"的问题。因此要估计"延误"所造成的健康损害风险。如疫苗长期保护效果的试验，意味着对照组长期不能接受疫苗或接受质量较差的疫苗，因而对照组受试者存在感染发病的风险，在这种情况下，应尽量寻找免除受试者风险的替代方法。

第六节　筛检试验与诊断试验

随着科学技术的发展，新的筛检试验和诊断试验不断出现。医生在使用这些试验前，必须对其有充分的了解，如该试验的真阳性率和真阴性率有多高，漏诊率和误诊率如何，哪些因素可影响试验结果等。我们只有用正确的方法对筛检试验或诊断试验进行科学的评价，才能准确地回答这些问题，并合理地应用试验方法科学地解释试验结果。因此，筛检试验与诊断试验的评价是社区医生一项重要工作。

一、筛检试验

（一）概念

1. 筛检（Screening）　也称筛查，是运用快速简便的试验、检查或其他方法，在外表健康的人群中去发现未被识别的可疑的病人或有缺陷的人。

2. 筛检试验　应用物理学、生物化学、免疫学检查以及临床和医学器械的检查，对外表健康的人做出初步判断的试验。

（二）筛检的分类

1. 按对象范围

（1）整群筛检　对一定范围内人群的全体对象开展普遍筛查，也称普查。

（2）选择性筛检　根据流行病学特征选择高危人群进行筛检。

2. 按项目多少

（1）单项筛检　用一种筛检试验检查某一疾病。

（2）多项筛检　同时使用多项筛检试验方法筛查多个疾病。

（三）筛检的目的

1. 达到二级预防，即"三早"措施。

2. 达到一级预防，即危险因素的筛检可使某些慢性病达到一级预防。

3. 了解疾病的自然史，开展流行病学监测。

（四）实施筛检的原则

1. 该地区当前的重大公共卫生问题。

2. 具备适宜的筛检方法。

3. 有进一步确诊的方法和条件。

4. 具备有效的治疗或预防方法。

5. 该病有较长的潜伏期或领先时间。

6. 该病自然史要明确。

7. 预期有良好的筛检效益。

（五）筛检试验的条件

1. 安全可靠。

2. 较高的灵敏度和特异度。

（六）筛检的伦理学问题

1. 尊重个人意愿。

2. 有益无害。

3. 公正。

二、诊断及诊断试验

（一）概念

1. 诊断（diagnosis） 指利用各种资料和技术标准对疾病和健康状况做出确切判断。

2. 诊断试验 应用物理学、生物化学、免疫学检查以及临床和医学器械的检查，对疾病和健康状况做出判断的试验。

3. 特点 快速、简单、价廉、易行、易被群众所接受。

三、筛检试验与诊断试验流程

筛检试验只是将人群中可疑有病或有缺陷者（试验阳性者）与那些可能无病者（试验阴性者）区分开来，仅是一个初步的检查，对筛检结果阳性或可疑阳性者需进一步做确诊检查，对确诊者进行及时的治疗。图 4-1 为筛检试验与诊断试验流程示意图。

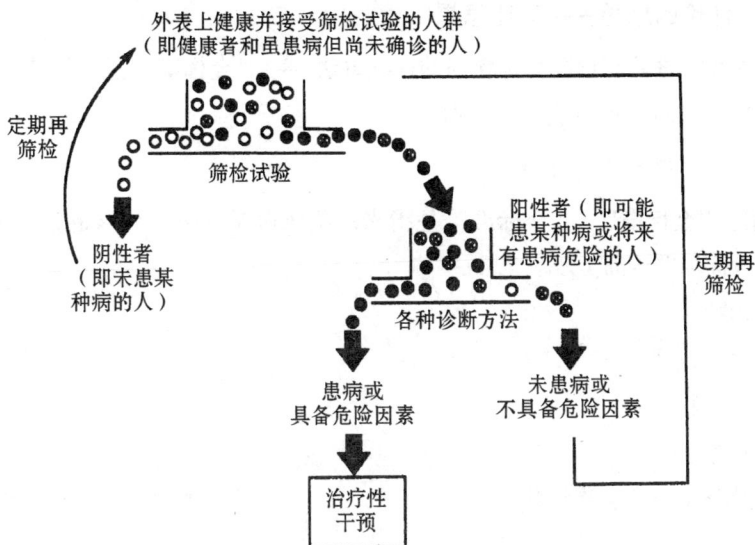

图 4-1 筛检试验与诊断试验流程示意图

(引自：连志浩．流行病学．北京：北京医科大学，1989)

四、筛检试验与诊断试验的区别（表 4-4）

表 4-4 筛检试验与诊断试验的区别

试验差异	筛检试验	诊断试验
对象	外表健康的人	病人或可疑病人
目的	把无病者与可疑病人区别开来	病人与可疑有病但实际无病的人
要求	快捷、简便、高灵敏度	科学、准确
费用	简单、价廉	一般花费较高
结果处理	阳性者须进一步做诊断试验确诊	阳性者要进行及时有效的治疗

五、筛检试验与诊断试验的评价

（一）评价的必要性

1. 可以正确认识诊断试验的临床应用价值。

2. 有助于临床医生正确选用各种诊断试验。

3. 可以科学地解释诊断试验的各种结果，从而提高诊断水平。

(二) 评价的思想——对比思想

将待评筛检试验与诊断目标疾病的标准方法——"金标准"进行同步盲法比较，判定对疾病"诊断"的真实性和价值。

(三) 评价的方法 (步骤)

1. 确定"金标准" "金标准"是指当前临床医学界公认的诊断疾病的最可靠的方法，也称标准诊断。

(1) 活检。

(2) 手术发现。

(3) 微生物培养。

(4) 尸检。

(5) 特殊检查和影像诊断。

(6) 长期随访的结果。

2. 选择研究对象

(1) 原则：代表性。

(2) 病例组：按金标准确诊为"有病"的病例。

(3) 对照组：按金标准确诊为无目标疾病的其他病。

3. 样本量估计

(1) 灵敏度。

(2) 特异度。

(3) 显著性检验水平。

(4) 容许误差。

4. 整理评价结果 (表 4-5)

表 4-5　　　　　　　　　　评价试验的资料整理表

试验	金标准确诊		合计
	患者	非患者	
阳性	a (真阳性例数)	b (假阳性例数)	a+b
阴性	c (假阴性例数)	d (真阴性例数)	c+d
合计	a+c	b+d	N

(四) 评价试验的指标

1. 真实性 (validity) 测量值与实际值相符合的程度，亦称效度，又称准确性。包括灵敏度与假阴性率、特异度与假阳性率、正确指数、似然比、符合率等。

（1）敏度与假阴性率

1）灵敏度（sensitivity）（真阳性率）：实际有病而按该筛检标准被正确地判为有病的百分率。

$$灵敏度 = \frac{a}{a+c} \times 100\% \qquad （式4-38）$$

2）假阴性率（false negative rate）（漏诊率、第二类错误）：实际有病，但根据该筛检标准被定为非病者的百分率。

$$假阴性率 = \frac{c}{a+c} \times 100\% = 1-灵敏度 \qquad （式4-39）$$

（2）特异度与假阳性率

1）特异度（specificity）（真阴性率）：实际无病按该诊断标准被正确地判为无病的百分率。

$$特异度 = \frac{d}{b+d} \times 100\% \qquad （式4-40）$$

2）假阳性率（false positive rate）（误诊率、第一类错误）：实际无病，但根据该诊断标准被定为有病的百分率。

$$假阳性率 = \frac{b}{b+d} \times 100\% - 特异度 \qquad （式4-41）$$

（3）正确指数 也称约登指数（Youden's index），是灵敏度和特异度之和减去1。

$$正确指数 = （灵敏度+特异度）-1 = 1-（假阳性率+假阴性率）$$

$$（式4-42）$$

2. 可靠性（reliability） 某一筛检方法在相同条件下重复测量同一受试者时，所获结果的一致性，又称信度。

（1）变异系数（coefficient of variance，CV）

$$变异系数 = \frac{标准差}{均数} \times 100\% \qquad （式4-43）$$

（2）符合率 又称一致率，是筛检试验判定的结果与标准诊断的结果相同的数占总受检人数的比例。

$$一致率 = \frac{a+d}{a+b+c+d} \times 100\% \qquad （式4-44）$$

（3）kappa值

Kappa值=实际一致性/非机遇一致性

$$Kappa = \frac{N(A+D) - (R_1 C_1 + R_2 C_2)}{N^2 - (R_1 C_1 + R_2 C_2)}$$ （式4-45）

表4-6 Kappa值判断标准

Kappa值	<0	0~0.2	0.21~0.40	0.41~0.60	0.61~0.80	0.81~1
一致性强度	弱	轻	尚可	中度	高度	最强

3. 收益

（1）预测值

1）阳性预测值（positive predictive value）：是指筛检试验阳性者患目标疾病的可能性。

$$阳性预测值 = \frac{A}{A+B} \times 100\%$$ （式4-46）

2）阴性预测值（negative predictive value）：是指筛检试验阴性者不患目标疾病的可能性。

$$阴性预测值 = \frac{D}{C+D} \times 100\%$$ （式4-47）

灵敏度越高，阴性预测值越高；特异度越高，阳性预测值越高；与受检人群目标疾病患病率（P）密切相关

$$阳性预测值 = \frac{灵敏度 \times 患病率}{灵敏度 \times 患病率 + (1-患病率)(1-特异度)}$$ （式4-48）

$$阴性预测值 = \frac{特异度 \times (1-患病率)}{特异度 \times (1-患病率) + (1-灵敏度) \times 患病率}$$ （式4-49）

（2）似然比（likelihood ratio，LR） 是同时反映灵敏度和特异度的复合指标，是从患病者中得出某一筛检试验结果的概率与无病者得出这一概率的比值。

1）阳性似然比：筛检试验结果的真阳性率与假阳性率之比。

$$+LR = \frac{真阳性率}{假阳性率} = \frac{灵敏度}{1-特异度}$$ （式4-50）

2）阴性似然比：筛检试验结果的假阴性率与真阴性率之比。

$$-LR = \frac{假阴性率}{真阴性率} = \frac{1-灵敏度}{特异度}$$ （式4-51）

表 4-7	人群某病患病状况与筛检结果的关系		
筛检试验	金标准确诊		合计
	患者	非患者	
阳性	165	80	245
阴性	45	730	775
合计	210	810	1020

灵敏度 = 165/（165+45）×100% = 78.6%

假阴性率 = 45/（165+45）×100% = 21.4%

特异度 = 730/（80+730）×100% = 90.1%

假阳性率 = 80/（80+730）×100% = 9.9%

正确指数 = 78.6%+90.1%−1 = 68.7%

阳性似然比 = 78.6%/9.9% = 7.94

阴性似然比 = 21.4%/90.1% = 0.24

符合率 = （165+730）/1020×100% = 87.7%

$$Kappa\ 指数 = \frac{1020（165+730）-（245×210+775×810）}{1020^2-（245×210+775×810）} = 0.65$$

（五）确定诊断标准（诊断界值）的原则

诊断试验的诊断标准一般应选用灵敏度和特异度均较高的试验。理想状态是两者均为100%，即漏诊和误诊为0，而实际往往达不到这个程度。因为多数试验都经定量或半定量方法判断阳性与阴性，患者与非患者的测定值多有重叠现象，所以灵敏度与特异度往往顾此失彼，灵敏度较高的试验特异度往往较低，反之亦然。

1. 当假阳性及假阴性的重要性相等时，一般可把诊断标准定在"特异度=灵敏度"的分界线处，或定在正确诊断指数最大处。

2. 有些严重疾病如能早期诊断则可获得较好的治疗效果，否则后果严重。此时应选择灵敏度高的诊断标准，保证所有病人尽可能诊断出。

3. 治疗效果不理想的疾病，确诊及治疗费用较贵时则可选择特异度较高的诊断标准。

4. 受试者工作特性曲线（receiver operator characteristic curve，ROC）是用真阳性率和假阳性率作图得出的曲线，它可表示灵敏度和特异度之间的关系。

ROC曲线常用来决定最佳临界点。通常，最接近左上角的那一点，可定为最佳临界点。

ROC曲线也可用来比较两种和两种以上诊断试验的诊断价值，从而帮助临床医师做出最佳选择。

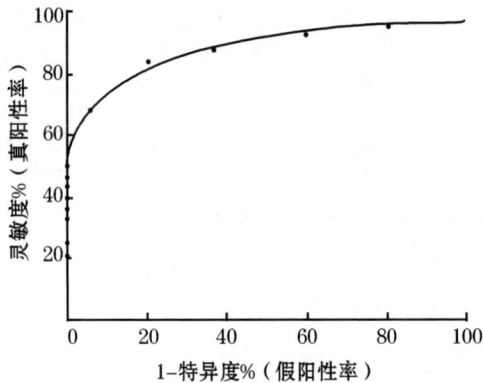

图 4-2　糖尿病血糖试验的 ROC 曲线

（六）提高筛检试验与诊断试验效率的方法

1. 选择患病率高的人群（即高危人群）。

2. 采用联合试验

（1）串联　全部筛检试验结果均为阳性者才定为阳性。该法可以提高特异度。

（2）并联　只要有任何一项筛检试验结果为阳性就可定为阳性。该法可以提高灵敏度。

第七节　循证医学

循证医学（evidence-based medicine，EBM）是近十余年来在医学实践中发展起来的一门新兴学科，它以流行病学、医学统计学、现代信息学等为基础，将预防医学中群体医学的理论与观念应用于临床医学实践，旨在帮助临床医师在对具体病人诊断、治疗等决策之前收集、评价和利用充分、最佳和科学的证据。目前，医药卫生领域开展循证医学的研究日趋增多，循证医学的理念和方法已渗透到临床实践和卫生管理和决策的方方面面的。

一、概述

（一）概念

循证医学（evidence-based medicine，EBM），又称实证医学，其含义为：有目的、正确地运用现有最好的科学依据来指导对每位病人的治疗。它是一门通过正确利用及合理分析临床资料来制定医疗卫生决策，规范医疗服务行为，从而能够提供经济高效医疗服务的科学。加拿大著名临床流行病学专家 David Sackett 教授将 EBM 定义为"慎重、准确和明智地应用当前所能获得的最佳研究证据，结合临床医生专业技能和多年临床经验，考虑患者的价值和愿望，将三者完美地结合，制定出患者的治疗措施"。

（二）循证实践三要素

循证医学实践的实现需要三个要素：第一是病人，病人生了病要去找医生治疗；第二是医生，医生要正确诊疗病人，除了自己的临床经验和已掌握的医学理论知识之外，要卓有成效地解决病人的若干疑难问题，还必须不断地更新与丰富自己的知识，掌握新技能；第三，要去发掘和掌握当前研究的最佳证据。三者有机结合，制订最佳方案，从而有效地解决患者问题，以取得对病人诊治的最佳效果。

（三）循证医学与传统医学的区别及联系

循证医学与传统医学的区别和联系见表4-8。

表 4-8　　　　　　　　　　循证医学与传统医学的主要差异

	循证医学	传统医学	
		西医学	中医学
证据来源	强调 RCT 及 Meta 分析	临床观察与实验室研究	临床观察
证据收集	较为系统、全面	不系统、不全面	引经据典
证据评价	非常重视	不重视	忽视
疗效评价	病人生活质量及经济效果指标	疗效指标	经验指标
判效指标	强调终点指标	主要为中间指标	主要为主观指标
治疗依据	最佳临床研究证据	基础研究	个人经验
医疗模式	以患者为中心	以疾病和医生为中心	以人为本
决策依据	最佳临床研究证据	临床经验、教科书或专家意见	临床经验
医疗成本	重视考虑	较少考虑	部分考虑

二、循证实践

（一）循证实践的五个步骤

循证医学实践就是结合临床经验与最好证据对患者进行处理的过程，包括提出问题，检索证据，评价证据，结合临床经验与最好证据对患者作出处理和效果评价5个步骤（又称为循证医学实践方法"五部曲"）。具体见下表：

表 4-9	循证医学实践"五部曲"
第一步	确定临床实践中的问题：准确找出临床存在而需解决的疑难问题
第二步	检索有关医学文献：从文献中寻找相关资料，分析评价
第三步	严格评价文献：应用循证医学质量评价标准，从证据的真实性、可靠性、临床价值及其适用性做出具体评价
第四部	应用最佳证据：指导临床决策
第五部	临床实践：总结经验，提高医疗质量和临床学术水平

(二) 证据来源与检索

证据及其质量是循证医学的关键，是获取研究证据的一个不可缺少的重要组成部分，其目的是通过系统检索得到最全面的证据，为循证医学实践奠定坚实的基础。

1. 证据的来源 目前有大量可供医学研究证据查询的来源，包括数据库（互联网在线数据库、公开发行的 CD、循证医学中心数据库等）、杂志、指南等。常用的有：

（1）原始研究证据 主要有医学索引在线（Index Medicus Online Medline）、Embase 数据库（Embase Database）、中国生物医学文献数据库（Chinese Biomedical Literature Database，CBM）、中国循证医学/Cochrane 中心数据库（Chinese Evidence-Based Medicine/Cochrane Center Database，CEBM/CCD）、国立研究注册（The National Research Register，NRR）。

（2）二次研究证据

1）数据库：主要有，Cochrane 图书馆（Cochrane Library，CL）、循证医学评价（Evidence-Based Medicine Reviews，EBMR）、评价与传播中心数据库（Centre for Reviews and Dissemination Database，CRDD）、临床证据（Clinical Evidence，CE）、美国国立卫生研究院卫生技术评估与导向发布数据库（National Institutes of Health Consensus Statements and Technology Assessment Statements NIHCS & TAS）。

2）期刊（Journals）：主要有，《循证医学杂志》（Evidence-Based Medicine，EBM）、《美国内科医生学院杂志联合》（ACP Journal Club）、《Bandolier》、《循证护理杂志》（Evidence-Based Nursing）、《循证卫生保健杂志》（Evidence-Based Health Care）。

3）指南（Guidelines）：主要有国立指南库（National Guideline Clearinghouse NGC）、指南（Guidelines）。

2. 证据检索

（1）提出问题 检索证据的前提是提出问题。一个理想的临床问题应包括下列四个要素：患者或人群、干预措施或暴露因素、结局和对比。

（2）证据检索的方法

1）计算机检索：确定检索策略，包括分解词汇、词汇转化、词汇组合、检索的限定。应用检索策略进行检索。

得到初次检索结果后，即可明确得知本次检索的范围是否合适或过宽、过窄，并对检索策略的敏感性与特异性做出评价和调整，进行必要的再检索。

2）人工检索：人工检索是国际 Cochrane 协作网为了最大限度地收集已发表的临床试验研究结果而组织的一项医学杂志、会议论文集等的检索工作。旨在通过对医学杂志或会议论文集等的人工逐期、逐篇查阅，检出全部的临床随机对照试验。

3）其他检索　阅读循证医学相关期刊、专著及专业杂志和书籍，随时掌握最新信息与证据。

（三）证据的评价与再检索

得到检索结果后应对其真实性（validity）、可靠性（reliability）和实用性（applicability）进行评价。评价结果为最好证据则可对其进行应用。如评价结果不理想，则选择第二个数据库进行再检索。通常数据库的选择顺序为 Medline、Cochrane 图书馆，EBMR CRD Database，TRIP Databas，Guideline 等。检索者可根据不同需要对选择顺序进行调整，如需对原始资料进行二次研究的应首选 Medline，EmBase，CBM 等；需要对在研项目进行追踪的可选择 NRR 数据库；而需要用二次研究证据解决临床问题的则应首先选择 CL、CE、EBMR、CRDD 和 Guideline 及期刊。

（四）证据的严格评价

循证医学实践强调将最佳研究成果或证据应用于临床医疗实践的指导。如何对一个循证研究证据进行科学鉴别，就必须进行严格评价。

1. 真实性评价　从以下几个方面对临床研究证据的真实性进行评价：

1）研究设计的因素：设计完善、执行可靠、数据完整；

2）研究对象的因素：纳入及排除标准；样本量、有无混杂因素；

3）观察结果的因素：终点指标、观测指标的敏感性和特异性；有无测量偏差；

4）资料收集与整理的因素：基线状况与可比性；

5）统计分析的因素：方法正确；内在的真实度和外在真实度（系统评价）。

2. 临床意义评价　临床意义需要根据不同疾病的现实状况结合专业实际加以评定。

临床意义评价所用效应指标主要有：事件发生率（event rate）、绝对危险降低率

(absolute risk reduction，ARR)、相对危险降低率（relative risk reduction，RRR)、预防一例不良事件发生，需要治疗总例数（number needed to treat，NNT）、绝对危险增高率（absolute risk increase，ARI）、相对危险增高率（relative risk increase，RRI）、治疗多少例患者才发生一例副效（number needed to harm，NNH）、相对危险度（relative risk，RR）、比值比（odds ratio，OR）、可信区间（confidenc interval，CL)。

3. 临床适用性评价　在上述评价基础上，进一步判断是否具有临床应用（applicability）价值。

（五）循证医学证据的分类

证据及其质量是循证医学的关键。对于临床研究证据的分级，目前建议根据其来源、科学性和可靠程度分为以下5级：

第1级：联合 RCT 所作出的具有同质性的系统综述［SR（la）］或可信区间窄的单个 RCT（1b）。

第2级：联合队列研究所作出的具有同质性的 SR（2a）或单个队列研究（包括低质量的 RCT，如随访率小于80%）（2b）或预后研究（2c）。

第3级：联合病例-对照研究所作出的具有同质性的 SR（3a）或单个病例-对照研究（3b）。

第4级：系列病例观察（包括低质量的队列和病例-对照研究）。

第5级：专家意见或基于生理、病理生理和基础研究的证据。

（六）循证医学实践的类型

循证医学实践可分为两种类型，即循证医学最佳证据的提供者和最佳证据的应用者。

1. 证据提供者（doer）　是根据临床实践中存在的某些问题，对全球生物医学文献进行收集、分析、评价并综合最佳研究成果（证据），为临床医生提供证据。

2. 证据使用者（user）　是从事临床医学的医务人员，包括医疗管理和卫生政策的决策者。应用提供者所提供的最佳证据，理论联系实践，制定医疗决策。

三、系统评价

Cochrane 系统评价是1979年由英国著名流行病学家 Archie Cochrane（已故）首先提出的。系统评价（systematic review；SR）是根据某一具体的临床问题，采用系统、明确的方法收集、选择和评估相关的临床原始研究，筛选出合格者并从中提取和分析数据，为疾病的诊治提供科学的依据。国外文献常常将系统评价与 Meta 分析交叉使用。当系统评价采用了定量合成的方法对资料进行统计学处理时即称为 Meta-分析。因此，系统评价可以采用 Meta-分析（quantitative systematic review，定量系统评价），也可以不采用 Meta-分析（non-quantitative、systematic review，定性系统评价）。

（一）系统评价方法

由于 Cochrane 系统评价具有严格、系统的研究方法，且定期更新，这里介绍 Cochrane 系统评价基本方法和步骤。

1. 确立题目 包括制订系统评价计划书，检索文献（locating studies），选择文献（selecting studies）几个步骤。

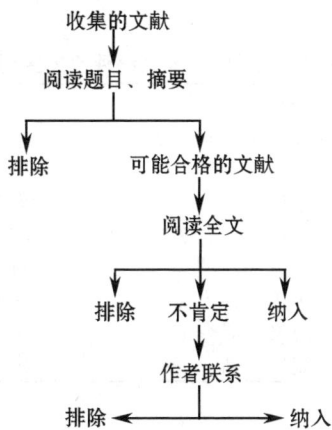

图 4-3 选择文献的基本步骤

Figure4-3 The basic process for selecting studies

2. 材料准备 包括检索文献材料，确定纳入标准和排除选择合格的文献，评估文献质量，收集并提取数据几个步骤。

3. 统计学处理（略）

4. 结果解释及更新（略）

（二）系统评价原则

系统评价的基本原则可分为三方面：

1. 系统评价的结果是否真实

（1）是否根据随机对照试验进行系统评价。

（2）在系统评价"方法学"部分，是否描述了检索和评价临床研究质量的方法。

(3) 不同研究的结果是否一致。

2. 系统评价的结果是否重要　系统评价结果的重要性取决于两个方面：系统评价的疗效大小和疗效精确性。

3. 系统评价的结果是否能够应用于病人

(1) 病人是否与系统评价中的研究对象差异较大。

(2) 系统评价中的干预措施在我院是否可行。

(3) 病人从治疗中获得的利弊如何。

(4) 对于治疗的效果和不良反应，病人的价值观和选择如何。

（三）系统评价与叙述性文献综述

系统评价与叙述性文献综述均是对临床研究文献的分析和总结。两者区别见下表。

表 4-10　　　　　　　　叙述性文献综述与系统评价的区别

特征	叙述性文献综述	系统评价
研究的问题	涉及范围常较广泛	常集中于临床某一问题
原始文献来源	常未说明，不全面	明确，常为多渠道
检索方法	常未说明	有明确的检索策略
原始文献选择	常未说明，有潜在偏倚	有明确的选择标准
原始文献评价	评价方法不统一	有严格的评价方法
结果合成	多采用定性方法	多采用定量方法
结论推断	有时遵循研究依据	多遵循研究依据
结果更新	未定期更新	定期根据新试验进行更新

四、Mata 分析

Meta 分析（Meta-analysis）是指采用统计学方法，将多个独立、针对同一临床问题、可以合成的临床研究综合起来进行定量分析。

（一）Meta 分析研究的基本步骤

1. 提出需要并可能解决的问题；

2. 确定检索策略，检索有关文献；

3. 评价文献质量，剔除不满足要求的文献；

4. 综合分析文献资料；

5. 总结报告研究结果。

（二）Meta 分析的统计学分析步骤

1. 确定研究效应的统计指标，如计量资料检验统计量 t 值、u 值、F 值、相关系数 r 和计数资料的率、比值比（OR）、相对危险度（RR）、χ^2 值等。

2. 对多个独立研究进行同质性检验，如 P>0.05 或 P>0.1，则认为同质；对具有同质性的研究结果一般多采用固定效应模型，不同质性研究结果采用随机效应模型进行校正。

3. 对具有一致性的统计量进行加权合并，综合估计出平均统计量。

4. 对综合估计的统计量进行统计检验和统计判断。

5. 最后计算某些统计指标的 95% 可信区间。来自多个研究的 2×2 表的资料，通常采用 Mantel-Haenszel 加权统计分析。多个研究的两组均数比较的统计结果，常用逆正态法和累计 t 值法等非参数 Meta 分析方法。

（三）Meta 分析评价原则

在评价 Meta 分析研究的结果时，应重点考虑以下问题：

1. 统计分析是否包括了与题目相关的所有文献数据。

2. 纳入研究的数据质量如何，是否完整。

3. 发表性偏倚是否存在，是否影响了统计分析结果。

4. 是否报告了异质性检验结果。

5. 统计分析方法的选用是否合适。

6. 合并效应量有无统计学意义，临床意义及外部真实性如何。

（四）Meta 分析的局限性与质量控制

1. Meta 分析局限性与存在问题

（1）Meta 分析是对现有研究的再次分析，其资料来源受到多方面限制，存在抽屉文件和发表偏倚问题，而且即使良好的随机对照试验本身也有不足，如观察时间难以达到理想要求、安慰剂效应、研究人群选择差异以及统计分析误差等等。从根本上说，Meta 分析的结论取决于单个独立研究的质量和数量；从论证强度来说，Meta 分析远不如大规模随机临床试验。因此，对于那些已经通过大样本、多中心临床试验的研究，不必再作 Meta 分析；而对那些设计很差、偏倚大的研究资料，Meta 分析并不能得出可信的结论。

（2）Meta 分析结论的权威性和科学性是相对的。

（3）在临床实践和科研中，不能因为有了 Meta 分析而忽略 RCT，也不能因为强调 RCT 和 Meta 分析而忽略单个病例及其诊治经验的积累。

2. Meta 分析的质量控制措施

（1）有严格合理的研究设计和文献检索策略，保证文献查全率和查准率，控制发表偏倚。

（2）严格的文献筛选和质量评价，以控制各种混杂偏倚和选择性偏倚。

（3）选择恰当的统计学分析方法，注意同质性检验，保证合并分析的可比性和分析结果的可靠性。

（4）对结果进行科学性和敏感性分析，并予以合理的解释。

总之，Meta分析属于描述性二次分析，存在混杂偏倚、文献报道偏倚以及分析方法本身的一些缺点，在医学实践和科研中应该正确认识和合理应用。

第八节　偏倚及其控制

偏倚（bias）是随机误差以外的可导致研究结果与真实情况差异的系统误差。偏倚在流行病学研究中是普遍存在的，要做到完全没有偏倚似乎是不可能的，但研究者可在设计和实施阶段设法控制它，防止它的形成。主要有选择偏倚、信息偏倚和混杂偏倚。

一、选择偏倚

选择偏倚（selection bias）是指由于选择研究对象的方法存在问题而使研究结果偏离真实的情况，由此出现的偏倚称为选择偏倚。

1. 偏倚的种类

（1）入院率偏倚　又称伯克森偏倚（Berkson's bias），指将医院就诊或住院病人作为研究对象时，由于入院率不同而导致的偏倚。

（2）检出偏倚　也称检出征候偏倚。某一因素客观上与一疾病并无因果联系，但这一因素能导致类似该病的症状或体征出现，而使这一部分人群检测的机会增加，提高了该病的检出率，从而错误地得出某因素与这一疾病有联系的结论。

（3）奈曼偏倚（Neyman's bias）　指在病例对照研究和现况调查中，研究对象往往是现患病例，因该病死亡的病例、已痊愈的病例、轻型及隐匿型病例很难成为调查对象。另外，部分患者在确知其患病及危险因素后，往往改变原来的暴露状况，而调查时往往得到的是目前的状况，而非患病的情况，结果往往歪曲了暴露因素与疾病的关系。

（4）易感性偏倚　由于各比较组研究对象的基本特征不同，这些特征均可直接或间接地影响观察人群或对照人群对所研究疾病的易感性，这样会扭曲研究因素和疾病之间的关系，从而产生易感性偏倚。

（5）无应答偏倚　无应答是指研究对象由于各种原因没有按照要求回答调查内容的现象。如果无应答者对某些因素的暴露情况与应答者有所不同，而研究的结果又只是从应答者的资料中获得，则会产生偏倚，称为无应答偏倚。

（6）失访偏倚　在前瞻性研究中，由于观察、随访时间较长，观察对象可能因各种原因而使随访中断，或退出研究。因为各级失访人群的数量、原因、特征可能不尽相同，如果资料的处理、结论的推断仅来自失访后的研究对象，其产生的偏倚称为失访偏倚。

2. 选择偏倚的控制　选择偏倚主要发生在设计和实施阶段，一般可通过以下方法加以控制：①科研设计要严谨，严格掌握纳入和排除研究对象的标准；②提高应答率，减少失访率；③设立多组对照。

二、信息偏倚

是指在研究的实施阶段，从研究对象获得信息时，由于收集资料的方式不可比，因而造成研究结果与真实值之间的系统误差。

1. 信息偏倚的种类

（1）回忆偏倚　指研究对象在回忆病史、生活史时，由于记忆的准确性和完整性不同而造成的系统误差。

（2）暴露怀疑偏倚　研究者已知研究对象的患病情况或某种结果后，可能会采取不同的方式在病例组和对照组中收集资料，如询问病史时仔细询问、检查病例组，而对对照组则进行简单处理，从而导致暴露怀疑偏倚。

（3）诊断怀疑偏倚　研究者已知研究对象的某些暴露因素，这些因素可能与某病有关，当该研究对象被怀疑患有该疾病时，研究者会收集一切可支持诊断的症候，会观察研究对象的任何细微变化，而忽略对照组的变化，研究者这种主观倾向性可导致诊断怀疑偏倚。

（4）测量偏倚　是研究者在对研究对象某些指标测量的过程中出现的系统误差。产生的原因有：研究者技术不熟练；所用仪器不准确，试剂不合格；衡量标准不统一；研究者的态度、询问方式不同等。

2. 信息偏倚的控制

（1）在资料收集过程中，尽量使用盲法，以避免来自研究者和被研究者的偏倚。

（2）制定严格的收集资料和质量控制方法。对研究者进行统一的培训，统一收集资料的方法和标准，要求研究者有严谨、科学的态度。

（3）做好研究对象的宣传工作，求得其配合。

（4）统一实验仪器、试剂，并及时校对。

（5）尽量使用客观的指标，以避免研究者和研究对象人为的偏倚。

三、混杂偏倚

在研究中，由于一种或多种潜在的混杂因素影响，使结果分析缩小或夸大了研究因素与疾病的关系，从而歪曲了它们之间的真实关系，这种偏倚称为混杂偏倚。

1. 混杂因素的含义　当某因素与研究因素呈伴随关系或互有联系，与研究的疾病又有联系，由于没有控制和排除此因素的影响，且在各比较人群中分布不均衡，则可能歪曲研究因素与疾病之间的真正联系。

2. 混杂因素存在的条件

（1）必须是所研究疾病的独立危险因子；

（2）必须与研究因素有关；

（3）一定不是研究因素与研究疾病因果链上的中间变量。

3. 混杂偏倚产生的条件

（1）必须有混杂因素存在；

（2）混杂因素在比较的人群组中分布不均。

4. 混杂偏倚的控制

（1）随机化　在研究中，如对混杂因素的情况不太了解，应用随机化分组原则，可使混杂因素在各对比组间均衡分布。

（2）分层　如对混杂因素有一定的了解，可按混杂因素的不同水平进行分层，在各层内部进行随机分组。按分层进行资料收集和统计分析，得出的结论是不同层次的比较，这样结论更客观、可靠。

（3）匹配　在研究中选择对照组时，使该组中的混杂因素与研究组相同或相似，从而消除混杂因素的影响。

（4）限定研究对象　如已知因素为混杂因素，在选择研究对象时，对此加以限制。

（5）多因素分析　运用多因素统计方法来分析疾病复杂、多变的原因，可在一定程度上控制混杂因素的影响。

第 五 章

环境与健康

早在两千多年前，祖国医学就提出了"天人合一"、"人与日月相应，与天地相参"的观点，认为自然环境是人类生命的源泉，人类依靠天地之气和水谷精微而生存。

环境（environment）是一个相对于主体的客体，一个复杂的体系，一个三维的空间结构与内含物的总体。按是否受过人类活动的影响，环境可分为原生环境和次生环境；按环境要素的属性，可分为自然环境和社会环境；按人类与环境相互作用的性质和特点把环境分为生活环境和生态环境。

自然环境（natural environment）是指围绕着人群的空间及其中可以直接或间接影响到人类生活、生产的一切自然形成的物质、能量的总体。生活环境（living environment）是与人类生活关系密切的各种自然和人工的环境条件，如居住、工作、娱乐和社会活动环境。生态环境（ecological environment）是与人类生存和发展有关的生态系统所构成的自然环境。生活环境与生态环境难以截然划分，从一定意义上讲，生态环境可以包括生活环境。

构成自然环境的物理因素、化学因素和生物因素，是保证人类生存和正常生命活动必不可少的前提条件。而一些自然现象和多种人为活动的影响，可以使得环境中的物质组成发生变化，甚至危害人类健康。

环境污染（environmental pollution）由于各种人为或自然的有害因素进入环境，超过了环境的自净能力，使环境的组成或状态发生改变，扰乱和破坏了生态系统和人类生产生活条件，造成环境质量恶化，对人群或生物的健康造成了直接、间接或潜在的有害影响。

环境污染物，按属性通常分为物理性、化学性和生物性三类。物理性污染物来源于气象灾害、恶劣天气、噪声、振动、热、微小气候、电离辐射、非电离辐射等；化学性污染物可来源于化妆品、洗涤剂、消毒杀虫剂、保鲜防腐剂，尤其是各种人工合成的物质，如服装、建材、农药、化肥等；生物性环境污染物主要包括细菌、真菌、病毒、寄生虫及虫卵、支原体、原虫、有毒动植物和生物性变应原等。

环境污染物的主要来源包括生产性污染（工业"三废"、农业的农药、化肥残留等）、生活性污染（人畜粪便、生活垃圾、生活污水等）、交通污染和其他污染（医源性、微波和电磁辐射，以及森林火灾、水灾、地震、火山爆发和泥石流等）。

环境构成和环境状态发生变化时，人体具有相应的应答反应和调节适应能力。如果该因素的异常变化超出了人类的正常生理调节范围，机体就可能发生功能、结构甚至病理上的变化。由于环境因素作用的多样性，产生有害作用的机制复杂，因此涉及的靶器官可以是人类任何组织器官，出现的对健康有害效应广泛而多样，包括急性毒性作用、慢性毒性作用和特殊毒性作用（包括致癌、致畸、致突变和免疫功能受损四个方面）。

第一节　生活环境与健康

一、大气环境与健康

（一）大气环境的卫生学特征

1. 太阳辐射（solar radiation）

（1）紫外线（ultraviolet radiation，UV）　不同的波长具有不同的生物效应。适量的紫外线具有抗佝偻病、杀菌和免疫增强作用，但过强的紫外线则可致日光性皮炎和光电性眼炎，甚至皮肤癌等，特别是一些具有 DNA 修复机制遗传缺陷的人群。

（2）红外线（infrared radiation）　热效应是其生物学作用的基础，适量的红外线可促进人体新陈代谢和细胞增生，具有消炎和镇静作用；过强则可引起日射病和红外线白内障等。

（3）可见光（visible light）　综合作用于机体的高级神经系统，能提高视觉和代谢能力，平衡兴奋和镇静作用，提高情绪与工作效率，是生物生存的必需条件。

2. 气象因素　指大气状态，即气温、气湿、气压、气流等，它们与太阳辐射综合作用于机体，与人类疾病的发生及环境污染物的扩散等有关。

3. 空气离子　大气中带电荷的物质统称为空气离子（air ion）。新鲜清洁的空气中轻离子浓度高，而污染的空气中重离子浓度高。空气中重离子数与轻离子数之比>50时，则表明空气较为浑浊。一般认为，空气阴离子对机体具有镇静、催眠、镇痛、镇咳、降压等作用，海滨、森林、瀑布附近等环境，大气中阴离子含量较多，有利于机体健康。

（二）大气污染对健康的危害

1. 急性危害　大气污染物的浓度在短期内急剧升高，可使当地人群因吸入大量的污染物而引起急性中毒。按其形成的原因可以分为烟雾事件和生产事故。根据烟雾形成的原因，烟雾事件分为煤烟型烟雾事件（coal smog），如伦敦烟雾事件，光化学型烟雾事件（photochemical smog），如洛杉矶光化学烟雾事件。事故造成的大气污染急性中毒事件一旦发生，后果通常十分严重，代表性事件有印度博帕尔毒气泄漏事件和前苏联切尔诺贝利核电站爆炸事件，以及2003年发生于我国重庆市开县的特大天然气井喷事件。

2. 慢性影响　可以导致慢性阻塞性肺系疾病（chronic obstructive pulmonary disease，COPD）等呼吸系统疾病，降低机体免疫力，引起变态反应、慢性中毒、心血管疾病和肺癌等多种疾病。

大气污染还通过温室效应、破坏臭氧层、酸雨等方式对健康产生间接危害。

（三）防治措施

1. 科学规划　合理安排工业布局，调整工业结构；加强局部污染源的管理；完善城市绿化系统。

2. 改进工艺和防护措施　改善能源结构；控制机动车尾气排放污染；改进生产工艺，减少废气排放。

二、水环境与健康

水是生命之源，是构成生物机体的重要成分，参与完成人体一切生理活动和生化反应。同时，水也是构成自然环境的重要介质，与人们的日常生活关系密切。由于水资源的数量和再生速度有限，且其分布极不均匀，加上过度使用和环境污染的日益加重，饮用水资源的短缺和污染已成为世界的主要问题之一。

（一）水资源的种类及其卫生学特征

1. 降水（precipitation）　是指雨、雪、雹水，水质较好、矿物质含量较低，但水量无保证，其水质主要受大气污染和降水来源地的影响。

2. 地表水（surface water） 是降水在地表径流和汇集后形成的水体，包括江河水、湖泊水、水库水等。其水质一般较软，含盐量较少，但因流经地区的地质环境条件、人类活动等因素的不同，化学特征有所不同。由于直接暴露在地表，地表水最易受到污染。

3. 地下水（underground water） 是由于降水和地表水经土壤地层渗透到地面以下而形成的。一般情况下，地下水比地表水水质好，但矿化度高，多属硬水，且一旦被污染，其自净能力较差。

（二）水污染的危害

1. 物理性污染 最常见的有热污染、放射性污染等。

2. 化学性污染 可分为无机污染物和有机污染物，包括汞、砷、铬、酚、多氯联苯及农药等，可通过饮水或食物链传递，使人体发生急、慢性中毒。

水俣病（Minamata disease） 20 世纪 50 年代发生于日本熊本县水俣湾水域的公害病。其发病原因是：随工厂废水进入水体的汞被水或底泥中的微生物转化成甲基汞，由于长期摄入富含甲基汞的鱼、贝类，甲基汞通过水生食物链进入动物和人类体内，在胃酸作用下形成氯化甲基汞，随血流到达靶器官——脑，透过血脑屏障，侵害大、小脑，损害感觉和运动区，尤其是视、听觉。

3. 生物性污染 水体受生物性污染的范围很广，主要表现为介水传染病和水体富营养化对健康的影响。

（1）介水传染病（water-borne communicable diseases） 指通过饮用或因为生产劳动、休闲娱乐接触受人畜粪便、污水和垃圾中病原体污染的水源或饮用水，或食用被这种水污染的食物而发生的传染性疾病。据世界卫生组织估计，世界各地每年有近一半的人群处于这些疾病的危险之中。

（2）水体富营养化（eutrophication） 系指大量含氮、磷的生活污水和工业废水未经处理排入水体，使水体中氮、磷含量增高，藻类等浮游生物获得营养而大量繁殖、生长、死亡，以至造成水质恶化，生物种群组成发生改变，生态环境受到破坏，甚至危害水生生物生存和人群健康的现象。该现象发生在近海水域称为赤潮，发生在内陆湖泊则称为水华。2007 年 5 月，太湖沿岸的江苏省无锡市等地经历了一场严重的水危机，近百万市民因太湖蓝藻暴发污染而无法获取饮用水。

（三）生活饮用水水质标准与卫生防护

1. 生活用水的水质标准 生活饮用水水质标准是保证饮用水安全，保护人民身体健康的一项标准，也是疾病控制和卫生监督部门开展饮用水水质监测和评价的依据。标准制定原则要求微生物学安全，水体中不得含有任何种类的病原微生物；所含化学物质及放射性物质不得危害人体健康；水的感官性状良好；水量充足，取用方便。此外，在选择指标和确定标准限量值时要考虑经济技术上的可行性。

2. 水的净化和消毒

（1）净化　生活饮用水水源的常规净化处理过程包括混凝沉淀和过滤，目的是除去原水中的悬浮物质、胶体颗粒，使水的浊度和色度符合饮用水卫生标准，并降低水中微生物的含量，从而为其后续的消毒创造条件。水质净化处理后，再进行消毒才能供给居民使用。

（2）消毒　是杀灭外环境中病原微生物的方法。目的是切断传染病的传播途径，预防传染病的发生和流行，保障人体健康。目前我国用于饮用水消毒的方法主要有氯化消毒、二氧化氯消毒、紫外线消毒和臭氧消毒等。

氯化消毒（chlorination）是指用氯或氯制剂进行饮用水消毒的一种方法，是我国沿用多年且目前仍然普遍采用的自来水消毒法。

1）氯化消毒的基本原理　含氯化合物中氯的价数大于-1者均为有效氯，具有杀菌能力。氯溶于水后能水解成次氯酸。氯的杀菌作用机制是由于次氯酸体积小、电荷中性，易于穿过细胞壁；同时，它又是一种强氧化剂，能损害细胞膜，使蛋白质、RNA 和 DNA 等物质释出，并影响多种酶系统，从而使细菌死亡；氯对病毒的作用在于对核酸的致死性损害。

2）饮用水氯化消毒副产物（chlorinated disinfection by-products，DBP）与健康危害　在氯化消毒的过程中，氯会与水中的有机前体物如腐殖酸、富里酸和藻类等反应生成一系列卤代烃类消毒副产物，其中大部分对人体健康构成潜在的威胁。鉴于氯化消毒是我国常用的饮用水消毒方法，虽然目前尚不能确定饮用水氯化消毒副产物与人群癌症发病率之间的因果关系，但从保护人群健康角度出发，在氯化消毒时应尽量降低氯化副产物的生成。

三、土壤环境与健康

（一）土壤的环境特征

土壤是人类赖以生存的物质基础，它处于大气圈、水圈和生物圈之间的过渡地带，是联系有机界和无机界的中心环节。土壤由固相、液相和气相物质组成，具有多介质、多界面、多组分以及非均一性和复杂多变的特点。土壤能够承载一定的污染负荷，具有一定的环境容纳量；但是污染物一旦超过土壤的最大容量将会引起不同程度的土壤污染，进而影响土壤中生存的动植物，最后通过食物链等途径危害人类健康。

（二）土壤污染的方式

土壤同大气和水环境污染相似是一个开放体系，土壤污染主要来源于农业污染、工业污染、生活污染和交通污染等方面。各种污染物污染土壤的方式有 3 种：

1. 气型污染　是由大气中污染物沉降至地面而污染土壤。

2. 水型污染　主要是工业废水和生活污水通过污水灌田而污染土壤。

3. 固体废弃物型污染　主要是工业废渣、生活垃圾、粪便、农药和化肥等对土壤的污染。如城市生活垃圾的不合理处置引起土壤生活性污染。

（三）土壤污染对健康的影响

1. 重金属污染　是土壤无机污染物中比较突出的内容，包括汞、镉、铅、铬、铊、锌、铜以及类金属砷的污染。由于重金属化学性质不甚活泼，在土壤中迁移能力低，可以长期残留于土壤中，影响其理化特性；同时也可经植物吸收和富集，引起食物链高位生物的慢性危害。

发生在日本富山县神通川流域的痛痛病（itai-itai disease）就是典型的因土壤污染而导致的公害病。主要病因是由于含镉的工业废水进入水体和土壤，导致稻米与鱼贝类食物中镉含量增高，通过食物链造成人体内镉蓄积所引起的以肾脏和骨骼损伤为主要中毒表现的慢性镉中毒。

2. 农药污染　由于农药的高毒性、高生物活性、在土壤环境中残留的持久性，农药的滥用和不科学使用所引发的问题日益尖锐，已引起人们的高度关注。目前，全球范围内生产和使用的主要农药原药达 100 多种，主要是有机氯、有机磷、有机砷、有机汞、氨基甲酸酯类化合物等。我国已于上世纪 80 年代起逐步停止生产和使用六六六和滴滴涕等有机氯农药，并正逐步采用高效、低毒、低残留的新型农药加以替代。

3. 生物性污染　土壤的生物性污染仍然是当前土壤污染的重要危害，影响面广，可以引起肠道传染病、寄生虫病、钩端螺旋体病、炭疽病、破伤风和肉毒中毒等。

（四）土壤卫生防护

1. 加强对工业"三废"的治理。

2. 合理选择和施用农药与化肥，大力发展生态农业。

3. 加强对生活垃圾和粪便的无害化处理和利用；加强医院废水和垃圾的处理。

四、住宅与人类健康

住宅（residential building）是生活环境的重要组成部分，是人们为了充分利用自然环境和人为环境中的有利因素，防止其不良影响而创造的生活居住环境。随着现代科技的飞速发展和人们工作生活方式的改变，住宅的功能正在由人们生活起居的场所延伸成为学习工作、文体娱乐和家庭办公等多功能场所。住宅卫生状况的好坏与人体健康密切相关。

（一）住宅的基本卫生要求

1. 微小气候适宜　微小气候（microclimate）是指生活环境中空气的温度、湿度、气流和热辐射等因素，对于机体的热平衡具有明显影响。

2. 采光照明良好

3. 空气清洁卫生　应避免室内外各种污染源对室内空气的污染。

4. 隔音性能良好　应避免室外及相邻居室的噪音污染。

5. 卫生设施齐全　应有上、下水道和其他卫生设施。

6. 环境安静整洁　应保证休息、睡眠、学习和工作。

为实现上述基本卫生要求，住宅设计时应充分考虑平面配置（住宅的朝向、间距和各类房间的配置）和卫生规模（容积、净高、面积和进深）等。

（二）住宅微小气候对健康的影响

微小气候对人体健康的影响反映在热代谢过程中。人体在代谢过程中产生热，同时也不断地通过传导、对流、辐射和蒸发等方式与外界环境进行热交换以达到热平衡。

良好的微小气候是维持机体热平衡，使体温调节处于正常状态的必要条件。相反，不良的微小气候则可影响人体热平衡，使人体体温调节处于紧张状态，并可影响机体其他系统的功能。长期处于不良微小气候中还可使机体抵抗力下降，诱发各种疾病。

反映微小气候对人体影响常用的生理指标有：皮肤温度（皮温）、体温、脉搏、出汗量和温热感等。

（三）室内空气污染对健康的影响

室内污染物的来源和种类越来越多，随着建筑物密闭程度增加，使室内污染物不易排出，可能对人体健康产生多种影响。

1. 室内空气污染的来源 可分为室外来源和室内来源，具体包括：室外空气、建筑物自身、人为带入室内、相邻住宅污染、室内生活炉灶燃烧；室内人和动物的活动、室内建筑装饰材料和家用化学品、室内生物性污染和家用电器等。

2. 室内空气污染物的种类及危害 主要包括化学性、物理性、生物性和放射性四大类，这四大类污染物往往相互关联，共同存在。

（1）化学性污染物 包括一氧化碳、二氧化碳、生活燃料燃烧产物、烹调油烟、甲醛及其他挥发性有机化合物（volatile organic compounds，VOCs）。

（2）物理性污染物 包括噪声、非电离辐射。

（3）生物性污染物 除了各类常见病原微生物之外，现代建筑室内空气中特有的生物性污染还包括军团菌和尘螨等。①军团菌（legionella）：以嗜肺军团菌最常见，该病菌主要通过室内空气传播，存在于现代建筑物贮水器、冷却塔、温水游泳池和空气调湿器等水中，其中空调系统带菌是引起军团菌病流行的常见原因。军团菌主要通过呼吸道进入人体而引起军团菌病，主要表现为以肺部感染为主的全身性损伤。该病在我国各地城市都有存在，又被称为"城市文明病"。②尘螨（dust mite）：尘螨是螨虫的一种，属于节肢动物，普遍存在于人类的居住和工作环境中，尤其是在室内潮湿、通风不良的情况下。尘螨具有强烈的变态反应原性，可引起过敏性哮喘、过敏性鼻炎及皮肤过敏等。

（4）放射性污染物 主要来源于家庭装饰材料中含有的有害物质，如氡（radon）及其子体。

3. 室内空气污染引起的疾病 主要有不良建筑物综合征（sick building syndrome，SBS）、建筑物相关疾病（building related illness，BRI）和化学物质过敏症（multiple chemical sensitivity，MCS）等。

（四）防治措施

1. 建立健全室内空气质量标准。

2. 强化建筑施工工程室内环境质量管理，实施环境竣工验收检测制度。

3. 加强能源利用管理，形成科学的能源结构。

4. 合理使用空调设备，并定期清洗或更换。

5. 加强健康教育。

五、家用化学品与人类健康

家用化学品是指用于家庭日常生活和居住环境的化学产品，包括化妆品、家用杀（驱）虫剂、洗涤剂、化学消毒剂、黏合剂、涂料等。随着社会经济的发展，进入人们日常生活和居住环境的化学品品种和数量不断增多，已成为了一种重要的环境因素。由于家用化学品具有暴露人群广泛和暴露时间长等特点，因而其在丰富、美化人类生活及其环境的同时，也可能对人类健康产生危害。

（一）化妆品

化妆品（cosmetic）是指以涂抹、喷洒或其他类似方法，施于人体表面任何部位（皮肤、毛发、指甲、口唇、口腔黏膜等），以达到清洁、保养、美化、修饰和改变外观，或修正人体气味，保持良好状态为目的的产品。化妆品由基质和辅料组成，按剂型可分为水性剂、乳状剂、合剂、胶冻剂、膏状剂、锭状剂、块状剂、笔状剂和气溶胶剂等。

1. 化妆品对皮肤的不良影响

（1）刺激性接触性皮炎（irritant contact dermatitis, ICD）　是化妆品引起皮肤损伤中最常见的病变，其发生与化妆品原料中含有的原发性刺激物、pH 值、污染变质、施用者自身皮肤的敏感性有关。

（2）化妆品痤疮（acne induced by cosmetics）　是由化妆品引起的面部痤疮样皮疹，是仅次于接触性皮炎的常见化妆品皮肤病。

（3）化妆品光感性皮炎（photosensitive dermatitis induced by cosmetics）　是指使用化妆品后，化妆品中光感物质经过光照而引起皮肤黏膜的炎症性反应，又分为光变应性接触性皮炎（photoallergic contact dermatitis, PCD）和光毒性皮炎（phototoxic dermatitis）。

（4）变应性接触性皮炎（allergic contact dermatitis, ACD）　是化妆品中含有的变应原作用于机体免疫系统所产生的 T 细胞介导的皮肤迟发型变态反应。

（5）化妆品皮肤色素异常（skin discolouration）　指应用化妆品引起的皮肤色素沉着或色素脱失，其中以色素沉着为多见。

此外，化妆品的使用还可引起毛发、指（趾）甲和眼等部位或器官的损害。

2. 化妆品微生物污染的危害

（1）一级污染　是指化妆品原料本身或生产过程中发生的微生物污染。原材料本身的理化性质、含水量、生产环境和设备卫生状况、生产工人的健康状况等均与化妆品产品的卫生质量有关。化妆品生产过程中使用的原料、容器和制作过程，尤其是在冷却灌装过程可受微生物污染。

（2）二级污染　是指化妆品启封后，在使用或存放过程中发生的微生物污染，包括手部接触化妆品后将微生物带入，空气中的微生物落入而被污染。尤其是一些美容美发店的共用化妆品更易造成交叉感染。

3. 化妆品的其他危害　化妆品中某些特殊组分或污染物（如溶剂、重金属）可能具有一般毒性、致癌、致畸和致突变作用，如致癌物质亚硝基二乙醇胺、丙二醇等；另外，某些特殊成分如雌性激素类物质还可能引起儿童假性性早熟。

4. 化妆品危害的预防　正确选择、使用和保存化妆品，还要考虑一些其他影响因素：①外部环境因素，如温度、湿度；②个体因素，如皮肤的敏感性、过敏体质等；③正确使用方法，如使用频率等。

（二）其他家用化学品

1. 家用杀（驱）虫剂（insecticide）　是指针对传播疾病、影响人体健康的害虫进行驱除或杀灭而使用的一类化学药品。其种类较多，成分也较复杂。通过呼吸道吸入和皮肤接触，家用杀（驱）虫剂可引起神经行为功能改变和皮肤黏膜刺激征，也可能因为污染食品（具）或误服而引起中毒。

2. 化学消毒剂（chemical disinfectant）　是指用于杀灭病原微生物的化学药物。家庭常用的化学消毒剂主要有次氯酸钙、过氧乙酸、环氧乙烷、新洁尔灭、乙醇和碘酒等。

由于许多消毒剂具有易燃、易爆、易分解的特性，如果使用不当，可引起火灾、爆炸事故。而化学消毒剂的药物残留、毒性、刺激性和腐蚀性，又可以产生刺激性、中枢神经抑制、"三致"等多种毒副作用，危害健康。

3. 洗涤剂（detergent）　是指主要通过洗涤过程以去除物体表面污垢的一类专门配方制品的总称，可分为织物洗涤剂、餐具洗涤剂和工业用净洗剂。常见的有肥皂、洗衣粉、洗涤（洁）精等。

洗涤剂主要由表面活性剂（surfactant）和添加剂（additive）两部分组成。洗涤剂对人类健康的影响主要来自合成洗涤剂，其毒性主要取决于其表面活性剂。合成洗涤剂也是水环境的主要污染物之一。

第二节 生产环境与健康

生产环境由生产劳动过程中产生和存在的各种环境因素所组成，也是人们进行生产劳动的场所。良好的劳动生产条件有利于健康，不利的职业因素可造成健康损害，并可导致职业病。

一、职业有害因素

职业有害因素（occupational hazards）是生产劳动过程及生产环境中存在的可能危害劳动者健康的因素。按其来源可分为3类：

1. 生产过程中的有害因素

（1）化学因素 ①生产性毒物：常见的有金属及类金属（铅、汞、铬、砷等），有机溶剂（苯、二硫化碳、三氯乙烯、四氯化碳等），刺激性与窒息性气体（氯、氨、二硫化碳、一氧化碳、氰化氢等），农药（有机磷农药、有机氯农药、拟除虫菊酯类农药等），高分子化合物生产过程中的毒物（氯乙烯、丙烯腈等）；②生产性粉尘：有机粉尘（棉、麻、皮毛等）、无机粉尘（矽尘、石棉尘、煤尘等）及混合性粉尘。

（2）物理因素 ①异常气象条件：高温、低温、高湿、高气流等；②异常气压；③噪声和振动；④非电离辐射：紫外线、红外线、可见光、微波等；⑤电离辐射：X射线、γ射线等。

（3）生物因素 ①病原微生物：炭疽杆菌、布氏杆菌、森林脑炎病毒等；②致病寄生虫：煤矿井下钩虫等。

2. 劳动过程中的有害因素

（1）劳动组织和制度不合理。

（2）劳动强度过大、生产定额不当，导致精神过度紧张。

（3）长时间处于某种不良体位或使用不合理的工具，导致个别器官或系统过度紧张。

3. 生产环境中的有害因素 主要是厂房建筑或布局不合理；设备安置过密，热源、噪声无隔离，有害工段不独立；不合理生产过程所致的环境污染。

二、职业性损害

职业性损害（occupational adverse effect）即职业性有害因素对健康的损害，包括职业病（occupational disease）、工作有关疾病（work-related disease）及工伤（occupational injury）。

职业性有害因素是否对劳动者造成健康损害及损害程度与接触机会、接触方式、接触时间及接触强度（或浓度）有关。此外，在同一工种和条件的劳动者中，导致职业性损害的机会和程度差异较大，产生这些差别的原因取决于环境因素是否符合卫生要求、职业卫生服务是否健全、个体易感性的差异以及是否有良好的行为生活方式。后两者称为个体危险因素。

1. 职业病 职业有害因素作用的强度与时间超过人体承受的限度，造成功能或器质性病理改变，从而出现相应的临床征象，并影响劳动能力，这类疾病通称为职业病。

（1）职业病的范围与种类 职业病有广义与狭义之分，广义职业病指由职业有害因素引起的各种特定的疾病；狭义职业病即法定职业病，指各国政府根据本国的经济和科技水平，用法令的形式对职业病的范围做出明确的规定，各国所规定的职业病名单各异，只在本国具有立法意义。

我国卫生部于1957年2月公布了《职业病范围和职业病患者处理办法的规定》，根据我国当时的经济条件和诊断技术水平，将严重危害职工健康、职业性比较明显的14种职业病列为国家法定职业病。随着工农业生产和科学技术的发展以及国家经济条件的改善，1987年法定职业病范围增至9大类99种。2002年卫生部和劳动与社会生活保障部颁布了新的《职业病目录》，共有职业病10大类115种，包括：①尘肺（矽肺、煤工尘肺、石棉肺等）；②职业性放射性疾病（外照射放射病、内照射放射病、放射性肿瘤等）；③职业中毒（铅及其化合物中毒、汞及其化合物中毒、一氧化碳中毒等）；④物理因素所致职业病（中暑、减压病、手臂振动病等）；⑤生物因素所致职业病（炭疽、森林脑炎、布氏杆菌病）；⑥职业性皮肤病（接触性皮炎、光敏性皮炎、痤疮等）；⑦职业性眼病（化学性眼病灼伤、电光性眼炎、职业性白内障）；⑧职业性耳鼻喉口腔疾病（噪声聋、铬鼻病、牙酸蚀病）；⑨职业性肿瘤（联苯胺所致膀胱癌、苯所致白血病、焦炉工人肺癌等）；⑩其他职业病（金属烟热、职业性哮喘、棉尘病等）。

（2）职业病的特点 ①病因明确，即有职业性有害因素接触史，在控制病因或作用条件后，可以消除或减少发病；②所接触的职业性有害因素大多是可以检测和识别的，且其水平与发病率及严重程度一般存在剂量-反应关系；③在接触同样职业性有害因素人群中往往具有群发性，很少出现个别病例；④大多数职业病尚无特效治疗方法，如能早期发现、早期诊断、及时治疗、妥善处理，预后较好，发现愈晚，疗效愈差；⑤是可预防性疾病，控制职业性有害因素，即可减少职业病的发生。

（3）职业病的诊断和处理原则　职业病诊断是一项政策性和科学性很强的工作，它直接涉及病人的劳动能力鉴定、劳保待遇的落实以及国家和集体的利益等一系列问题，在诊断上有别于一般疾病，应当由省级卫生行政部门批准的医疗卫生机构承担，并由 3 名以上具有职业病诊断资格的执业医师集体进行诊断。任何医生或个人无权诊断职业病，目的在于防止冒诊、漏诊和误诊。职业病诊断应从以下方面进行综合考虑：①职业史：全面、系统地了解患者的工种和工龄；接触有害因素的性质、种类、时间、数量、接触方式及个人防护措施实施情况；同工种人群的患病情况；排除非职业性接触。②生产环境调查与评价：收集有关生产环境监测资料和对工作场所进行环境卫生调查，了解患者接触有害因素的情况、生产方式、浓度、时间、毒物进入机体途径及防护设备等情况。尚需结合历年工作场所中有害物质的浓度、工人健康状况及职业病发病情况进行分析。③常规与实验室检查：包括详细询问病史及分析各种症状出现的时间与接触有害因素时间的先后关系，尤其要注意早期症状及典型症状；除一般常规检查外，有选择地重点检查一些与接触职业有害因素相关的项目；根据有害因素的性质和作用特点，有针对性地进行毒物及其代谢物的实验室检查。

根据《职业病防治法》的规定，对已确诊为职业病的患者应及时给予治疗，应视病情轻重程度进行脱产或不脱产治疗；在医院或疗养后确认不宜继续从事原有害作业或工作的应在两个月内调离原工作岗位，另行安排；凡已确诊为法定职业病者，应按国家规定落实职业病患者应享有的各种待遇；对尚不能确诊者，应采取各种有效防护措施，同时在医务人员的监督下进行观察。

2. 与工作有关疾病　由于受生产环境及劳动过程中某些不良因素的影响，导致机体抵抗力下降，使某些常见病发病率升高或促使潜在的疾病发作或使现患疾病病情加重、病程延长等，这类并非由职业性有害因素直接引起但多见于某种职业人群且与职业因素有关的疾病统称为与工作有关疾病或职业性多发病。其共同特点是：①职业性有害因素是该病发病的诸多因素之一，但不是唯一的因素；②职业性有害因素促使疾病暴露或使病情加重；③通过控制职业性有害因素和改善工作环境，疾病可缓解但不可消除。

3. 工伤 又称职业性外伤，是职业人群在从事生产劳动过程中，由于违反操作规程、缺乏安全操作知识以及必要的防护措施，受外部物理或化学性等因素的直接作用，而导致的突发性意外损伤。工伤可以造成缺勤及残废，严重者可致死亡。工伤性质的确定与患者劳动能力和劳动保险待遇有关。

三、职业性损害的预防策略

职业性有害因素与职业性损害的预防涉及部门和知识面较广，应采用综合性预防措施，包括法律措施、组织措施、技术措施和卫生保健措施等几个方面，在整个预防工作中应遵循"三级预防"原则，具体措施如下：

1. 职业卫生法律法规和卫生监督 新中国成立以来我国有关部门颁布了一系列关于职业卫生和职业病防治方面的法律法规。2002年5月正式实施的《中华人民共和国职业病防治法》是以预防、控制和消除职业病危害，防治职业病，保护劳动者健康及其相关权益为目的的法律文件，以及其后颁布实施的《中华人民共和国安全生产法》等一系列法律法规，为保护职业人群的健康和权益提供了有力保障。

职业卫生监督是对职业卫生和职业病防治进行管理的重要手段，包括预防性卫生监督和经常性卫生监督。预防性卫生监督是指职业卫生监督机构依据国家有关职业卫生法律、法规和卫生标准，对企业、事业单位和个体经济组织新建、改建、扩建建设项目和技术改造、技术引进的全过程进行卫生学审查与评价的监督管理活动。经常性卫生监督包括对工作场所职业性有害因素和作业者接触水平的监测、监督，对安全操作规程、个人防护用品使用、企业执行卫生法规和标准及安全卫生设备维护、检修等情况的监督。

2. 技术措施 通过工程技术措施来预防和控制职业性有害因素的发生、扩散和直接接触，达到预防和控制职业病危害。具体包括：加强技术革新，用低毒、无毒的物质代替高毒、有毒物质；增加通抽风设施，加强工作场所的排毒除尘；采用机械自动化生产，减少有害因素接触机会；加强设备管理和检修，防止跑、冒、滴、漏。

3. 卫生保健措施 主要包括职业健康监护和职业场所监测两方面。职业健康监护主要内容有健康检查、健康档案建立、健康状况分析等，目的在于对接触职业性有害因素的人员的健康状况进行全面检查，从而早期发现健康损害。职业场所监测是通过对职业环境中有害因素的监测，对劳动环境质量进行评价，从而控制从业人员接触水平。

4. 个人防护措施　合理使用个人防护用品，包括口罩、面具、安全帽、防护服、防护眼镜、手套、耳塞、防护油膏等。

第三节　社会、心理、行为与健康

一、社会因素与健康

任何人都是社会的人，具有社会属性。人类的社会环境包括社会制度、经济、文化、教育、人口、科学技术、生活方式、生活习惯、卫生服务等。人的健康既受自然因素的影响，同时也受社会因素的影响。

（一）社会经济因素与健康

社会经济因素（social economic factor）是重要的社会因素之一，对健康起着主导作用。经济发展与人群健康是相互影响、相互促进的辩证统一关系。

1. 经济发展有利于健康水平的提高　社会经济的发展有利于改善居民生产及生活条件，有利于增加卫生事业和教育事业的投入，从而有利于保障人群健康。

2. 经济发展对健康水平的负面影响　经济发展过程中产生的负面效应表现在环境污染与破坏、自然资源的过度开采与不合理利用、不良的生活方式、心理紧张因素增加等导致的一系列新的健康问题。

3. 健康水平的提高有利于经济的发展　人群健康水平的提高可减少因病缺勤，延长劳动时间，减少疾病，延长寿命，节约卫生资源投入。健康水平高的劳动群体才能创造出更多的财富，对社会经济的发展起到促进作用，而健康状况欠佳必然会耗费大量经济资源，阻碍经济发展。

（二）社会文化因素与健康

社会文化因素（social cultural factor）包括思想意识、教育、科技、艺术、风俗习惯、法律、道德、宗教等。

1. 教育对健康的影响　教育（education）对健康产生的影响是多方面的。受教育水平不同的人群或个体，其健康状况存在着明显差异。良好的教育有助于认识卫生保健的意义，提高感知疾病和自我保健的能力，改变不良生活方式和卫生习惯，更合理地使用健康服务，从而有效地预防和控制疾病，促进健康。研究表明，受教育程度高者往往具有较低的疾病发生率和病死率，平均寿命较长，健康水平较高。同时，双亲受教育程度将影响其下一代的健康水平。

2. 风俗习惯对健康的影响 风俗习惯（social customs）是人们在长期共同生活中形成的一种行为规范，具有地域和民族差异。风俗习惯的优劣必然会对健康产生影响。如我国自古就有喝开水、饮茶、端午节采艾叶和菖蒲驱蚊虫等习俗，对促进健康具有积极作用。不良风俗习惯可以危害健康，如沿海居民爱食生鱼，容易导致吸虫病；广西、湖南、台湾部分地区有嚼槟榔的习惯，使舌癌的发病率较高。再如我国封建时代盛行的妇女缠足，缅甸巴洞族的以长颈为美，均以牺牲健康为代价。

3. 宗教信仰对健康的影响 宗教（religion）是一种对社会群体所认知的主宰的崇拜和文化风俗的教化，是一种社会历史现象，多数宗教是对超自然力量、宇宙创造者和控制者的相信或尊敬。宗教对健康的影响既有正面的，也有负面的。如佛教的坐禅可有益身心；道教开创的内家拳术——太极拳，经过数百年的实践证明太极拳具有极好的健身功能；基督教圣经箴言书指出人的自私、嫉妒、愤怒、贪欲、自怜等乃百病之源，应保持心灵圣洁，以获得身心健康。但对宗教过度的精神寄托往往具有消极作用，甚至危及生命，如 1977 年美国人民圣殿教教徒的集体自杀。

（三）社会支持与健康

社会支持（social support）是指人们通过社会网络获得的能减轻应激反应、缓解精神紧张、提高适应能力的各种影响。简单来说，社会支持是指人们在社会中所得到的、来自他人的各种帮助。社会支持大致可以分为两类：一是客观的支持，包括物质上直接的、可见的援助；二是主观的支持，即个体所体验到的情感上的支持，也就是个体在社会中受尊重、被理解因而产生的情感体验和满意程度。社会支持对健康具有保护性作用。融洽的人际关系、健全的社会网络结构及良好的社会凝聚力可以降低心身疾病的发生，促进疾病的康复，并有效地减少精神疾患。国外研究表明，成年人如果缺乏稳定的婚姻关系，则易患肺结核、流行性感冒、肺炎、心脏病、癌症等多种疾病，且自杀可能性较大。Thomas 等研究发现，社会支持得分高，则血胆固醇水平及血尿酸水平低，免疫反应水平高。这与年龄、体重、吸烟、酗酒、情绪不良体验等因素无关。

（四）社会地位与健康

社会地位（social position）是指社会成员在社会系统中所处的位置。一般由社会规范、法律和习俗限定。它常用来表示社会威望和荣誉的高低程度，也泛指财产、权力和权威的拥有情况。世界卫生组织健康的社会决定因素委员会主席 Michael Marmot 在《地位决定你的健康》一书中指出，人们的社会地位有差距，通常判断人们地位高低的依据是职业声望、收入、职位、权力、教育水平等指标。在诸多影响健康因素中，社会地位要比不良生活方式（快餐、抽烟等）等重要得多。在社会地位的次序中，地位越高的人，他们的健康水平就越高。其原因在于这些人控制自己的工作与生活方面有较大的自主权，能够参与社会事务，容易获得成就感，拥有社会关系网的支撑，容易受到肯定与尊重。而地位较低的人多会出现"无助感"，工作对他们的需求很多，但是自己在工作中能做的决定却很少，自主的空间很小，社会资源也很少，生活的社区环境、家庭环境也不好，还会产生相对剥夺感、不平衡的心理，同时，爱、信任、归属感等幸福体验比较欠缺，这都是致病原因。

二、心理因素与健康

心理健康（mental health）是人体健康的重要组成部分，使一个人能从事生产活动、获得良好的人际关系，并对环境变迁有良好的适应能力。当人处于此状态时，不仅感觉良好，而且与社会契合、和谐，即整体心理活动和心理特征相对稳定，人际关系良好，与客观社会环境统一协调。心理因素通过中枢神经、内分泌和免疫系统引起一系列生理变化，当心理状态长期处于超负荷状态时，正常的生理变化就会演变成病理变化，产生相关疾病。

1. 性格与健康　性格（personality）是个体在社会生活中形成的稳定的态度和与之相适应的行为方式。目前，国内外科学家根据心理特质和人际关系的状态将人的性格划分为 A、B、C、D、E 五个类型。A 型性格的人多具有雄心壮志和进取精神，且急于求成，争强好胜，人际关系不太融洽，行为常引起他人的注意或议论。B 型性格的人多具有情绪稳定、温和乐观的特点，善于现实地对待挫折和困难，具有良好的社会适应能力。但往往平稳有余，隐忍偏多，进取不足。C 型性格的人多具有情绪稳定、感情内向、勤于思索、注重人际和谐、肯忍让自律、少招惹是非等特点。但往往反应慢、较为孤僻、喜欢幻想，在人际交往中常常处于被动状态。D 型性格的人多具有情绪稳定、感情外向、积极乐观、活跃开朗、善于交际等特点，与周围人关系较好，有组织领导能力。但常忽略小节，办事缺乏计划性。E 型性格的人大多感情丰富、善于思索、很少有攻击性，不善于人际沟通，情绪较为消极，自我评价偏于悲观。性格与人的健康有很大的关系。研究发现，有 98% 的心脏病患者接近 A 型性格。A 型性格的人患冠状动脉硬化的人数要比 B 型性格者高 5 倍。美国中央卫生研究院心肺血液研究所把 A 型性格与高胆固醇、吸烟和高血压三者并列，称为"心脏的第四危险因子"。美国霍普金斯医学院对 1337 位学生进行了长达 18 年的观察，发现 C 型性格的人往往长期处于孤独、矛盾、失望、压抑的状态，这种状态会影响人体内环境的平衡，造成免疫系统的功能障碍，使人体的抵抗力降低，易于患上癌症。此外，胃和十二指肠溃疡、胆石症、支气管哮喘、神经衰弱、妇女月经不调、糖尿病、皮肤病等疾病都与性格有一定的关系。

2. 情绪与健康　情绪（emotion）是人们对周围发生的事物，在感情上所引起变化的心理反应。情绪具有两极性，消极情绪会影响身心健康，积极情绪则对健康有益。我国中医认为情绪与健康有密切的联系，并详细论述了各种情绪与疾病之间的关系。西方学者巴甫洛夫也指出"一切顽固的忧郁和焦虑，足以给各种疾病大开方便之门"。当任何恶劣情绪的刺激超过一定限度时，就有可能引起中枢神经系统功能的紊乱，从而引起体内神经对所支配器官的调节障碍，出现一系列的机体变化和功能失调及代谢的改变。久而久之，则会引起许多疾病，如高血压、冠心病、恶性肿瘤、糖尿病、消化性溃疡、偏头痛等。现代医学认为，良好的情绪可使机体各器官协调一致，生理机能处于最佳状态，免疫抗病系统发挥最大效应来抗拒疾病，并提高劳动效率。保持积极的情绪是促进健康的重要方面。

3. 生活事件与健康　生活事件（life events）指人们在社会生活中所遭遇的各种生活变故，有消极的，也有积极的。这些事件产生的刺激超过了心理适应能力，常导致疾病。美国精神病学家 Holmes 等对 5000 多人进行社会调查，对人类社会生活中遭受到的生活危机进行归纳，编制了一张生活事件心理应激评定表。该表列出了 43 种生活变化事件，并以生活变化单位（life change units，LCU）为指标加以评分，其中评分靠前的事件有配偶死亡、离婚、夫妇分居、坐牢等，并指出一定时期内的分值与疾病的发生具有正相关。

三、行为与健康

行为（behavior）指具有认识、思维能力并具有情感、意志等心理活动的人对环境刺激所做出的能动反应，分为内在行为和外显行为。内在行为即人的心理活动过程，外显行为即可以被他人观察到的行为。一般所讲的行为主要指后者。在行为因素中，把客观上有利于自身和他人健康的行为称为促进健康的行为，反之称为危害健康的行为。前者包括合理营养、充足的睡眠、戒烟、戒酒、保持乐观向上的生活态度等；后者包括吸烟、酗酒、滥用药物、性乱、讳疾忌医等。

1. 吸烟 全世界每年死于吸烟（smoking）引起的疾病者已达 400 万，2025 年将增至 1000 万。目前我国每年有逾 70 万人死于吸烟，2025 年将达 200 万。大量流行病学调查资料证实，吸烟可增加肺癌、胃癌、肝癌、口腔癌、食道癌、喉癌等多种疾病的发病率或死亡率，并且与这些疾病存在明显的剂量-反应关系。近来研究还表明，吸烟易诱发糖尿病、鼻窦炎、多种甲状腺疾病等。孕妇吸烟可影响胎儿的健康，导致死胎、流产、早产、滞产、低体重儿，并使婴儿更易患感染性疾病。吸烟不仅危害吸烟者本人的健康，而且给被动吸烟者造成危害。

2. 酗酒 无节制的超量饮酒称为酗酒（heavy drinking）。一次性过量饮酒可发生急性酒精中毒；长期过量饮酒会导致胃炎、胃及十二指肠溃疡、酒精中毒性肝炎、脂肪肝、肝硬化及神经精神系统疾病，还会增加口腔、咽喉、食道、肝、胰腺等部位癌症的发病率。父母酗酒造成慢性酒精中毒，可使精子或卵子的活力减弱或发育异常，影响胚胎的发育，并易引起流产。胎儿出生后常有低体重、心脏及四肢畸形、智力低下等异常，即"胎儿酒精中毒综合征"。另外，酗酒也是交通事故、犯罪、斗殴、自杀、家庭不和等的重要根源。

3. 吸毒 吸毒指采取各种方式，反复大量地使用一些具有依赖性潜力的物质，这种使用与医疗目的无关，其结果是滥用者对该物质产生依赖状态，在医学上多称药物依赖（drug dependence）和药物滥用（drug abuse）。常见毒品有阿片类、可卡因类、大麻类、苯丙胺类、氯胺酮、三唑仑等。目前全球吸毒人数已超过 2 亿，每年有10 万人因吸毒死亡、1000 万人因吸毒丧失劳动能力。我国现有吸毒人员已达一百多万。吸毒者不仅造成机体的功能失调和组织病理变化，还会破坏社会风气，危及社会安定。同时吸毒者注射毒品的共用针具也是艾滋病和病毒性肝炎的重要传播途径。

4. 不洁性行为 不洁性行为如卖淫嫖娼、多个性伴侣、同性恋等行为，是导致艾滋病、淋病、梅毒、软下疳、性病淋巴肉芽肿、非淋菌性尿道炎、尖锐湿疣和乙型病毒性肝炎等疾病传播的重要途径。除引起疾病外，不洁性行为还可能导致婚姻破裂、家庭解体，对子女的健康造成损害。

5. 网络成瘾 网络成瘾（internet addiction，IA）指在无成瘾物质作用下的上网行为冲动失控，表现为过度依赖互联网络而导致个体社会、心理功能损害以及伴随的一组生理性不适。其基本类型包括色情成瘾、网络交际成瘾、信息超载成瘾、游戏成瘾、视听成瘾等。网络成瘾与传统的药物成瘾具有类似的特点，表现为网络成瘾者的思维、情感和行为都被上网这一活动所控制，无法上网时会产生强烈的渴望，在意外或被迫不能上网的情况下，成瘾者会产生烦躁不安等情绪体验和全身颤抖等生理反应；通过网络活动可以产生激惹、兴奋和紧张等情绪体验，也可以获得安宁、逃避甚至是麻木的效果；成瘾者只有逐渐增加上网时间和投入程度，才能获得以前曾有的满足感；成瘾者与周围环境的冲突，如人际关系的消退和恶化；经过一段时间的控制和戒除之后，成瘾行为会反复发作，并且表现出更为强烈的倾向。研究发现，网络成瘾患者的性格相对较为内向，社会适应能力差，道德意识弱化，人格较为退缩，行为角色混淆，普遍具有明显的不良情绪，大多有掩饰自己行为与真实想法的倾向。由于长期过度使用电脑引起一系列以植物神经功能紊乱为主要症状的症候群，常见的症状为：视物模糊、眼睛干涩、注意力不易集中、头晕、头痛、多梦、失眠、心悸、心律不齐、血压高、不思饮食、恶心、呕吐、手脚麻木颤抖等。

第 六 章

饮食与健康

第一节　营养概述

"饮食者，人之命脉也"（《本草纲目》）。人类为了维持生命和健康，保证正常的生长发育和各种活动，必须从外界摄取食物，经过消化、吸收、分解、代谢等一系列生化过程，从中吸取营养物质，通常把这个过程称为"营养（nutrition）"。饮食物中的营养物质叫做"营养素（nutrients）"，包括蛋白质、脂类、碳水化合物（含膳食纤维）、维生素、矿物质和水六种。

一、能量和营养素

（一）能量（Energy）

1. 能量来源与产热比　食物中的碳水化合物、脂肪和蛋白质在体内氧化能为机体提供能量，这三种叫做产能营养素。能量来源的合适产热比为碳水化合物占全部能量的55%~65%，脂肪占20%~30%，蛋白质占10%~15%。

2. 能量消耗

（1）基础能量消耗（basal energy expenditure，BEE）　指人体在空腹、清醒、静卧、适宜气温（18℃~25℃）状态下用以维持生命最基本活动如心脏跳动、肺的呼吸、腺体分泌、神经活动等所消耗的能量。为确定基础能量消耗，必需测定基础代谢率（basal metabolic rate，BMR）。BMR就是指在基础代谢状态下，每小时每平方米体表面积（或每公斤体重）的能量消耗。基础代谢率的高低受年龄、性别、气候和内分泌器官功能的影响。成年人的基础能量消耗一般为1kcal/kg·h。

（2）食物的特殊动力作用（specific dynamic action，SDA） 指摄入食物后引起体内能量消耗增加的现象。能量消耗增加的多少随食物而异，摄入脂肪消耗的能量相当于本身产能的4%~5%，摄入碳水化合物为5%~6%，蛋白质为30%。摄入混合性膳食时，食物的特殊动力作用相当于基础代谢能量的10%。

（3）体力活动 各种体力劳动与生活活动所消耗的能量是人体能量消耗的主要方面，受劳动强度和维持时间的影响。

（4）生长发育 婴幼儿、学龄前儿童、学龄儿童及青少年还需要额外补充能量以满足生长发育的需要。另外，孕妇供给胎儿生长发育的营养、乳母分泌乳汁也需要消耗能量。

（二）蛋白质（Protein）

1. 组成 蛋白质的基本构成单位是氨基酸，组成蛋白质的氨基酸约有20种。其中有8种人体不能合成而必需依赖食物供给称为必需氨基酸（essential amino acid，EAA），包括缬氨酸、苏氨酸、亮氨酸、异亮氨酸、蛋氨酸、苯丙氨酸、色氨酸、赖氨酸。婴幼儿必需氨基酸有9种，除上述8种外，还有组氨酸。

2. 功能

（1）构成、更新和修补组织 身体的生长发育、衰老组织的更新、损伤组织的修复，都需要蛋白质作为机体最重要的构成成分。

（2）调节生理机能 蛋白质参与构成酶、抗体、激素等活性物质。它们广泛调节人体的各项生理机能。

（3）供给能量 1g蛋白质在体内完全燃烧可产生4kcal能量。

3. 营养价值评价 食物蛋白质营养价值的高低，主要取决于该食物蛋白质含量、氨基酸组成以及机体的吸收利用程度。常用的评价指标有如下几种：

（1）食物中蛋白质的含量 大豆含蛋白质可高达40%，肉类在20%左右，蛋类12%~14%，谷类7%~10%，鲜奶只有3%。

（2）蛋白质消化率（digestibility） 动物性食物的蛋白质消化率一般高于植物性食物。消化率与食物的加工烹调方法有关，如大豆加工成豆腐后消化率可由60%提高到90%以上。混合膳食可提高蛋白质消化率。

（3）蛋白质生物价（biological value，BV） 是反映蛋白质利用率的指标。一般动物性蛋白质的生物价显著高于植物性蛋白质。

（4）必需氨基酸的含量与比值 食物中蛋白质必需氨基酸的含量及比值越接近人体需要的模式越容易被吸收利用。该食物营养价值就高，这种蛋白质被称为优质蛋白质（完全蛋白质）。但是有些蛋白质，因一种或几种必需氨基酸的含量过低或过高，比值与人体组织不接近，则营养价值低。如果两种或两种以上食物同时混合食用，可以使食物中的氨基酸互相补充，从而提高蛋白质的利用率，这就是蛋白质的互补作用（mutual supplementary of protein）。

4. 过多或缺乏症 蛋白质缺乏常与能量缺乏同时存在，称蛋白质-能量营养不良（protein-energy malnutrition，PEM）。临床上有消瘦型和水肿型之分。前者因长期蛋白质和能量严重缺乏引起，表现为明显消瘦、体重减轻、皮下脂肪减少、肌肉萎缩、皮肤干燥、抵抗力降低等；后者是蛋白质严重缺乏而能量勉强维持机体需要的极度营养不良症，表现为精神萎靡、冷淡、食欲减退、体重减轻、下肢凹陷性水肿、肝脾肿大等。当然，蛋白质摄入过多也对身体不利。

高蛋白往往伴随高脂肪，导致能量过剩，还会加重肝肾负担。

5. 食物来源 优质蛋白质的食物来源主要有牛奶、鸡蛋、瘦肉、鱼类和大豆，非优质蛋白质的食物来源主要是粮谷类食物。

（三）脂类（Lipids）

1. 组成 脂类包括中性脂肪和类脂质。

（1）中性脂肪（fat） 由一分子甘油和三分子脂肪酸构成，其中脂肪酸又分为饱和脂肪酸、单不饱和脂肪酸和多不饱和脂肪酸三类。饱和脂肪酸有升高血脂的弊端，故不宜摄入过多。而不饱和脂肪酸可以降低血脂，对身体有益。其中亚油酸和 α-亚麻酸是人体必需的，但在体内不能合成，必须由食物供给，称为必需脂肪酸（essential fatty acid，EFA）。

（2）类脂质（lipoids） 包括磷脂和固醇。其中胆固醇能升高血清胆固醇水平，故不宜多食。

2. 功能

（1）供给能量 1g 脂肪在体内氧化能产生 9kcal 能量。

（2）构成人体细胞和组织 磷脂和固醇是构成细胞膜的主要成分。

（3）供给人体必需脂肪酸 亚油酸和 α-亚麻酸是促进婴幼儿生长发育和合成前列腺素所必需的物质。

（4）促进脂溶性维生素的吸收 各种植物油都含有一定量的维生素 E，豆油含有丰富的维生素 K。脂肪能促进脂溶性维生素的吸收。

3. 过多或缺乏症 脂肪总量过多和（或）饱和脂肪酸、胆固醇摄入过多会导致肥胖、高脂血症、动脉粥样硬化，增加患心血管病的危险。反之，脂肪摄入过少，则会导致能量不足、体脂消耗、脂溶性维生素吸收不良。

4. 食物来源 动物性食物如肥肉主要含饱和脂肪酸，动物内脏、蛋黄等含有丰富的磷脂和胆固醇，植物性食物如植物油和坚果中含丰富的不饱和脂肪酸，特别是必需脂肪酸含量丰富。

（四）碳水化合物（Carbohydrate）

1. 分类

（1）单糖（monosaccharide） 主要有葡萄糖、果糖和半乳糖。

（2）双糖（bisaccharide） 有蔗糖、麦芽糖、乳糖和海藻糖。

（3）多糖（polysaccharide） 分为能被人体消化吸收的多糖（淀粉、糊精、糖原、海藻多糖）和不能被人体消化吸收的多糖（纤维素、半纤维素、木质素、果胶等）。

2. 功能

（1）供给能量 1g碳水化合物在体内氧化可产生4kcal能量。

（2）构成身体组织 糖类参与构成糖蛋白、核酸、糖脂等。

（3）保肝解毒作用 摄入足够的糖类可增加肝糖原储备，增强肝细胞的再生能力和解毒功能。

（4）节约蛋白质及防止酸中毒 碳水化合物充足，可减少蛋白质消耗，使蛋白质用于最需要的地方。碳水化合物还可防止脂肪不完全氧化产生过多酮体而造成酸中毒。

（5）提供膳食纤维（dietary fiber） 膳食纤维的主要生理功能有：①增强肠蠕动，防止习惯性便秘；②降低血清胆固醇水平；③调节血糖；④控制体重。

3. 过多或缺乏症 糖类摄入过多会转化成脂肪在体内储存，造成肥胖。糖类摄入过少不能提供足够的能量，特别是大脑和神经组织能量缺乏，会产生低血糖反应。

4. 食物来源 水果中含果糖，奶类中含乳糖，谷、薯、豆类富含淀粉，粗粮和蔬菜是膳食纤维的良好来源。

（五）维生素（Vitamin）

维生素是维持机体正常生理功能和细胞内特异代谢反应所必需的一类微量低分子有机化合物。它们不构成组织，不提供能量，但在调节物质代谢过程中起重要作用。维生素分为脂溶性维生素和水溶性维生素两大类。脂溶性维生素包括维生素A、D、E、K。水溶性维生素主要有B族维生素（包括维生素B_1、B_2、B_6、B_{12}、尼克酸、叶酸、生物素等）和维生素 C。

1. 维生素 A

（1）功能 维生素 A 能维持上皮细胞的正常生长与分化；参与视紫质的合成，维持正常视觉；促进人体骨骼发育；维持机体的免疫功能，有抑癌作用。

（2）过多或缺乏症 维生素 A 缺乏会导致上皮组织细胞萎缩，皮肤粗糙、干燥、毛囊角化；暗适应能力下降，严重时可致夜盲症；幼儿发育迟缓等。维生素 A 摄入过多可在体内蓄积，引起头痛、头晕、厌食、腹泻、骨质脱钙、骨关节疼痛、皮肤干燥粗糙、肝肿大等毒性反应。孕妇若摄入过量还可造成畸胎。

（3）食物来源 维生素 A 主要来源于动物肝脏、鱼肝油、蛋黄。植物性食物中的类胡萝卜素在体内可转化成维生素 A。类胡萝卜素富含于黄绿色蔬菜如胡萝卜、西兰花、菠菜以及水果中的芒果、杏、柿子等。

2. 维生素 D

（1）功能 维生素 D 能促进钙、磷的吸收及利用，以构成健全的骨骼和牙齿。

（2）过多或缺乏症 体内缺乏维生素 D 时，婴幼儿易致佝偻病，出现多汗、烦躁不安、手足抽搐、骨质脱钙、软化、骨骼畸形等表现；成人则会导致骨质软化症和骨质疏松症，易发生骨折。维生素 D 长期摄入过多也会引起中毒，表现为厌食、恶心、多尿、烦躁、血清钙磷升高、软组织钙化及肾结石等。

（3）食物来源 维生素 D 的主要食物来源有鱼肝油、各种动物肝脏和蛋黄。经常晒太阳也是获得维生素 D 的良好途径。

3. 维生素 E

（1）功能 维生素 E 能维持正常的生殖机能。它是人体重要的抗氧化剂，可以保护细胞膜和多不饱和脂肪酸不被氧化，强化血管壁，改善微循环，延缓衰老。

（2）缺乏症 维生素 E 缺乏时，可引起红细胞数量减少及缩短红细胞的生存时间，出现大细胞性溶血性贫血。

（3）食物来源 维生素 E 主要存在于各种油料种子及植物油中，如麦胚油、芝麻油、花生油及坚果类和深绿色蔬菜中。

4. 维生素 B_1

（1）功能 维生素 B_1 主要参与糖代谢，是末梢神经兴奋传导不可缺少的物质，能增加胃肠蠕动及消化液分泌，增强食欲，还可促进儿童的生长发育。

（2）缺乏症 维生素 B_1 缺乏时易患脚气病，以对称性周围神经炎、心力衰竭和下肢水肿为主要临床表现。

（3）食物来源　含维生素 B_1 较丰富的食物有谷类、豆类、瘦肉等。尤其粗杂粮是维生素 B_1 的良好来源。

5. 维生素 B_2

（1）功能　维生素 B_2 是多种酶的辅酶。能促进生长，维护皮肤和黏膜的完整性。对眼的感光过程、水晶体的角膜呼吸过程具有重要作用。

（2）缺乏症　缺乏时可引起各种炎症，如口腔炎、口唇炎、舌炎和眼睑炎，还可出现脂溢性皮炎、男性的阴囊炎、女性的外阴炎。

（3）食物来源　富含维生素 B_2 的食物有动物内脏、奶类、蛋类等。

6. 维生素 C

（1）功能　维生素 C 具有抗氧化作用，能促进组织中胶原的形成，维持血管的正常功能；促进铁质的吸收；参与肝脏内胆固醇的羟化作用，降低血清胆固醇；提高机体的免疫力，解毒防癌。

（2）缺乏症　维生素 C 缺乏时可引起坏血病，表现为齿龈肿胀出血，重者可引起皮下、肌肉、关节出血。还会造成抵抗力低下，伤口不易愈合等。

（3）食物来源　维生素 C 主要来源于新鲜的蔬菜及水果，特别是青椒、番茄、柑橘等果蔬中含量丰富。

（六）矿物质（Mineral）

人体由许多元素组成，在这些元素中，除碳、氢、氧、氮以有机化合物的形式出现外，其余各种元素统称为矿物质。其中，占人体总重量的 0.01% 以上的矿物质被称为常量元素（macroelements），有钙、镁、钾、钠、磷、硫和氯 7 种，而含量小于 0.01% 的矿物质则被称为微量元素（microelements）。我国居民容易缺乏的矿物质有钙、铁、锌、碘等。

1. 钙（Calcium）

（1）功能　钙是构成骨骼和牙齿的主要成分，可支撑身体、坚固牙齿。钙还是神经活动、核酸和能量代谢不可缺少的物质。

（2）缺乏症　钙缺乏主要影响骨骼与牙齿的发育，儿童易患佝偻病，成人出现骨质疏松症，老年人受到外伤易骨折。

（3）食物来源　钙含量较丰富的食物有牛奶、虾皮、豆腐等。植酸、草酸、膳食纤维以及不适当的钙磷比例可抑制钙的吸收，维生素 D、乳糖、部分氨基酸及酸性环境可促进钙的吸收。

2. 铁（Iron）

（1）功能　铁是血红蛋白、肌红蛋白、细胞色素和其他呼吸酶的重要成分。参与氧的运输和组织的呼吸过程。

（2）缺乏症　机体缺铁可使血红蛋白减少，发生营养性贫血，表现为食欲减退、烦躁、乏力、心悸、头晕、免疫功能低下等。

（3）食物来源　食物中的铁以血红素铁或非血红素铁的形式存在。血红素铁主要来自动物血、肝脏、瘦肉，吸收率高；非血红素铁主要存在于植物性食物中，如豆类、黑木耳、芝麻酱等，吸收率低。食物中的柠檬酸、维生素 C、维生素 A、动物蛋白质等可促进铁的吸收；植酸、浓茶和咖啡则会抑制铁的吸收。

3. 锌（Zinc）

（1）功能　锌对酶有催化作用，能促进生长发育与组织再生，增进食欲，促进维生素 A 的代谢，并参与免疫反应。

（2）缺乏症　缺锌时，生长发育迟缓，性成熟受抑制；食欲减退，味觉异常，有异食癖；伤口不易愈合；免疫力低下。

（3）食物来源　锌的食物来源较广泛，动物性食物中的锌吸收率高，如贝壳类海产品、红肉、动物肝脏等。

4. 碘（Iodine）

（1）功能　碘是甲状腺素的主要成分，甲状腺素能调节基础代谢，促进生长发育，维持大脑正常发育和骨骼生长。

（2）缺乏症　缺碘时甲状腺肿大。孕早期缺碘可使小儿生长发育迟缓、智力低下、聋哑、身体矮小，即所谓"克汀病"。

（3）食物来源　海带、紫菜、海鱼等海产品是碘的良好食物来源。配合食用加碘盐可防治碘缺乏病。

（七）水（Water）

1. 功能　水是人体中含量最多的成分，占成人体重的 50%~70%，主要分布在细胞、细胞外液和机体的各种组织中；参与机体代谢和运送营养物质；调节体温；维持消化吸收功能；起润滑作用。

2. 需要量　人体每天需水量因气温、身体状况和劳动强度而异。一般情况下，成人每日水的需要量约为 2500ml。气温高、劳动强度大、排汗增加、水分和电解质丢失多，应增加水量和盐类。

3. 主要来源

（1）每天从饮水和饮料中获取水分约为 1000~1500ml。

（2）摄入食物（饭菜与水果）可获得水分 1000ml 左右。

（3）蛋白质、脂肪、碳水化合物分解代谢时产生水分 250~300ml。

二、各类食物的营养价值

天然食物种类繁多，大致可分为五大类，其营养价值各有特点。

（一）谷类和薯类

谷类包括米、面、杂粮，薯类包括马铃薯、红薯、木薯等。主要提供碳水化合物、蛋白质、膳食纤维及 B 族维生素。谷类食品在加工和烹调时会损失营养素，所以谷物不要加工太细，烹调时避免淘洗次数过多，不要加碱，以免损失水溶性维生素。为提高其营养价值，可与豆类混合食用。

（二）蔬菜、水果和菌藻类

主要提供膳食纤维、矿物质、维生素 C、胡萝卜素、维生素 K 及有益健康的植物化学物质。嫩茎、叶、花菜类蔬菜如白菜、菠菜、西兰花是胡萝卜素、维生素 C、维生素 B_2、矿物质及膳食纤维的良好来源；十字花科蔬菜如甘蓝、菜花、卷心菜等还含有抑癌成分；菌藻类如香菇、木耳、紫菜等含有蛋白质、多糖、胡萝卜素、铁、锌等。红色和黄色水果如芒果、柑橘、山楂、杏等的胡萝卜素含量较高；鲜枣、柑橘、猕猴桃、草莓中维生素 C 含量较高；香蕉、枣、红果、龙眼等的钾含量较高。

（三）动物性食物

包括肉、禽、鱼、蛋、奶等。主要提供优质蛋白质、脂类、矿物质、维生素 A、B 族维生素和维生素 D。这些食物中的蛋白质不仅含量高，而且氨基酸组成更适合人体需要，尤其富含赖氨酸和蛋氨酸，适合与谷类或豆类食物搭配。畜禽肉类特别是肥肉中饱和脂肪酸含量较高，动物内脏和蛋黄中胆固醇含量较高，不宜摄入过多。鱼类脂肪含量较低，且富含多不饱和脂肪酸，营养价值较高。动物性食物中的铁以血红素形式存在，吸收利用率高。海产品中还富含碘、硒、锌等其他微量元素。奶类营养成分齐全，组成比例适宜，易于消化吸收，是膳食中钙的最佳来源。

（四）豆类和坚果

包括大豆、其他干豆类及花生、核桃、杏仁等坚果类。主要提供蛋白质、脂肪、膳食纤维、矿物质、B 族维生素和维生素 E。豆类中大豆营养价值最高，含丰富的优质蛋白质、不饱和脂肪酸、钙及 B 族维生素，是我国居民膳食中优质蛋白质的重要来源。大豆中还含有多种有益健康的成分，如大豆异黄酮、大豆低聚糖、植物固醇等。豆类制成豆制品可提高其营养价值。

（五）能量食物

包括动植物油、淀粉、食用糖和酒类。主要提供能量。植物油如花生油、豆油、芝麻油等富含亚油酸、亚麻酸等多不饱和脂肪酸以及维生素 E，且含植物固醇，可降低血脂。动物油脂（鱼油除外）以饱和脂肪酸为主，胆固醇含量也高，食用过多易致动脉硬化。

第二节 合理营养与平衡膳食

合理营养（rational nutrition）是健康的物质基础，而平衡膳食又是合理营养的根本途径。所谓平衡膳食（balance diet），就是强调由多种天然食物组成的膳食，可提供人体基本的营养需要，并能在支持正常发育，保持合适体重，预防营养不良的同时，减少营养过剩相关疾病的发生。中国传统膳食结构强调平衡膳食，提倡含不同营养成分食物的互补，例如"饮食清淡，素食为主"。《黄帝内经》中"五谷为养，五畜为益，五果为助，五菜为充"的论述与现代营养学平衡膳食的观点一致。近年来，随着我国社会经济快速发展，居民膳食结构及生活方式也发生了重要变化，与之相关的慢性非传染性疾病患病率增加，已成为威胁国民健康的突出问题。为了给居民提供最基本、科学的平衡膳食指导，中国营养学会于 2007 年制订了新版《中国居民膳食指南》。《指南》由一般人群膳食指南、特定人群膳食指南和平衡膳食宝塔三部分组成。

一、一般人群膳食指南

适用于 6 岁以上正常人群，共 10 个条目。

1. 食物多样，谷类为主，粗细搭配。

2. 多吃蔬菜水果和薯类。

3. 每天吃奶类、大豆或其制品。

4. 常吃适量的鱼、禽、蛋和瘦肉。

5. 减少烹调油用量，吃清淡少盐膳食。

6. 食不过量，天天运动，保持健康体重。

7. 三餐分配要合理，零食要适当。

8. 每天足量饮水，合理选择饮料。

9. 如饮酒应限量。

10. 吃新鲜卫生的食物。

二、特定人群膳食指南

(一) 中国孕期妇女和哺乳期妇女膳食指南

1. 孕前期妇女膳食指南 ①多摄入富含叶酸的食物或补充叶酸；②常吃含铁丰富的食物；③保证摄入加碘食盐，适当增加海产品的摄入；④戒烟、禁酒。

2. 孕早期妇女膳食指南 ①膳食清淡、适口；②少食多餐；③保证摄入足量富含碳水化合物的食物；④多摄入富含叶酸的食物并补充叶酸；⑤戒烟、禁酒。

3. 孕中、末期妇女膳食指南 ①适当增加鱼、禽、蛋、瘦肉、海产品的摄入量；②适当增加奶类的摄入；③常吃含铁丰富的食物；④适量身体活动，维持体重的适宜增长；⑤禁烟戒酒，少吃刺激性食物。

4. 中国哺乳期妇女膳食指南 ①增加鱼、禽、蛋、瘦肉及海产品摄入；②适当增饮奶类，多喝汤水；③产褥期食物多样，不过量；④忌烟酒，避免喝浓茶和咖啡；⑤科学活动和锻炼，保持健康体重。

(二) 中国婴幼儿及学龄前儿童膳食指南

1. 0 月~6 月龄婴儿喂养指南 ①纯母乳喂养；②产后尽早开奶，初乳营养最好；③尽早抱婴儿到户外活动或适当补充维生素 D；④给新生儿和 1 月~6 月龄婴儿及时补充适量维生素 K；⑤不能用纯母乳喂养时，宜首选婴儿配方食品喂养；⑥定期监测生长发育状况。

2. 6 月~12 月龄婴儿喂养指南 ①奶类优先，继续母乳喂养；②及时合理添加辅食；③尝试多种多样的食物，膳食少糖、无盐，不加调味品；④逐步让婴儿自己进食，培养良好的进食行为；⑤定期监测生长发育状况；⑥注意饮食卫生。

3. 1 岁~3 岁幼儿喂养指南 ①继续给予母乳喂养或其他乳制品，逐步过渡到食物多样；②选择营养丰富、易消化的食物；③采用适宜的烹调方式，单独加工制作膳食；④在良好环境下规律进餐，重视良好饮食习惯的培养；⑤鼓励幼儿多做户外游戏与活动，合理安排零食，避免过瘦与肥胖；⑥每天足量饮水，少喝含糖高的饮料；⑦定期监测生长发育状况；⑧确保饮食卫生，严格餐具消毒。

4. 学龄前儿童膳食指南 ①食物多样，谷类为主；②多吃新鲜蔬菜和水果；③经常吃适量的鱼、禽、蛋、瘦肉；④每天饮奶，常吃大豆及其制品；⑤膳食清淡少盐，正确选择零食，少喝含糖高的饮料；⑥食量与体力活动要平衡，保证正常体重增长；⑦不挑食，不偏食，培养良好饮食习惯；⑧吃清洁卫生、未变质的食物。

（三）中国儿童青少年膳食指南

①三餐定时定量，保证吃好早餐，避免盲目节食；②吃富含铁和维生素 C 的食物；③每天进行充足的户外运动；④不抽烟，不饮酒。

（四）中国老年人膳食指南

①食物要粗细搭配、松软、易于消化吸收；②合理安排饮食，提高生活质量；③重视预防营养不良和贫血；④多做户外活动，维持健康体重。

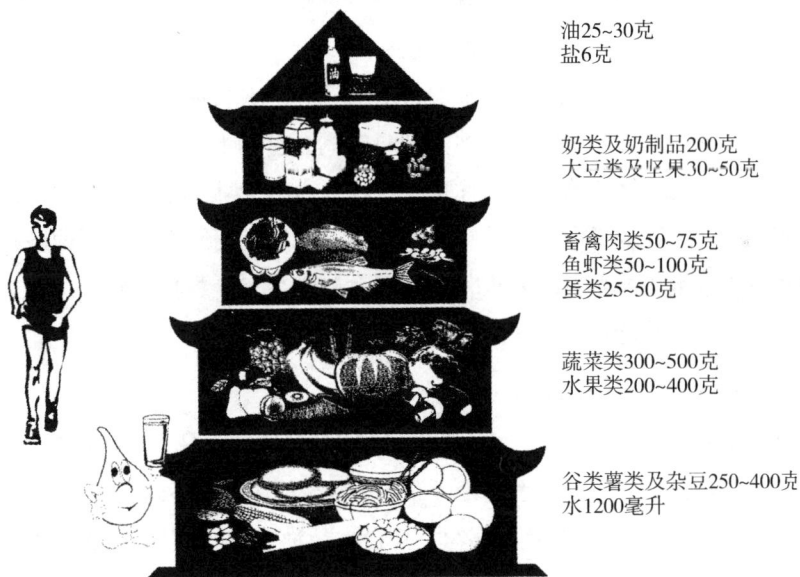

油25~30克
盐6克

奶类及奶制品200克
大豆类及坚果30~50克

畜禽肉类50~75克
鱼虾类50~100克
蛋类25~50克

蔬菜类300~500克
水果类200~400克

谷类薯类及杂豆250~400克
水1200毫升

图 6-1　中国居民平衡膳食宝塔

第三节　社区居民营养状况监测与评价

合理营养、平衡膳食是人类健康的基础。为了更好地保障社区居民的健康，应对社区居民的营养状况进行定期监测与评价。营养评价的目的是了解社区居民的膳食摄入与营养状况，及时发现营养不良人群，以便有针对性地采取饮食干预等手段进行合理的膳食指导。

社区居民营养状况评价应在膳食调查、体格检查、实验室检查的基础上进行。

一、膳食调查

膳食调查是通过某种方法了解调查对象一定时间内进食主副食的种类和数量，利用食物成分表计算出每人每日能量和各种营养素的摄入量，然后与参考摄入量标准进行比较，来评定营养素的满足情况。可作为饮食营养指导的重要依据。

（一）常用的膳食调查方法

1. 询问法　又称 24 小时回顾法，通过询问调查对象在几日内（一般 4~7 日）每天摄入的食物种类和数量，对膳食营养进行评价。该法简便易行，但调查结果误差较大。当客观条件不允许用称重法时可用。

2. 称重法　是一种比较精确的膳食调查方法，但较费时、费力。调查时分别称出每日每餐所消耗的食物的生重、熟重和每餐剩余食物的重量，并作记录。主食应先称后做，副食应在烹调前后分别称重，计算生熟比。调查时间多为 5~7 天，有时也可进行 3 天。统计就餐人数并计算总人日数。用调查期间实际消耗的各种食物的总量除以总人日数，即得平均每人每日各种食物消费量。根据食物成分表，进一步计算出平均每人每日能量和各种营养素摄入量。

（二）膳食调查结果的评价

1. 食物构成　如果一天膳食中包含五大类食物，且食物品种达到 15 种以上，认为膳食结构合理；如果包含四大类食物，且食物品种达到 10 种以上，认为膳食结构比较合理；如果只包含 2~3 大类食物，且食物品种在 10 种以下，认为膳食结构单调、组成不合理。

2. 平均每人每日营养素摄入量占推荐摄入量的百分比　一般认为，能量及各种营养素的摄入量应占参考摄入量的 80% 以上。低于参考摄入量的 80% 为供给不足，长期供给不足会导致营养不良。如果低于 60% 则认为是缺乏，对身体会造成严重影响。

3. 能量的来源分布

（1）计算能量的食物来源　按食物类别，如粮谷类、豆类、薯类等，分别计算该食物提供的能量占总能量的百分比。

（2）计算三大营养素能量所占的比例　即膳食中蛋白质、脂肪、碳水化合物所供能量占总能量的百分比。一般认为，蛋白质应占总能量来源的 10%~15%，脂肪占 20%~30%，碳水化合物占 55%~65%。

（3）计算三餐能量比例　三餐能量分配比例以早餐 30%、中餐 40%、晚餐 30% 为宜。

4. 蛋白质的来源分布　计算每日从粮谷类、豆类、动物性食品中所摄入的蛋白质分别占该日蛋白质总量的百分比。合理膳食应在总蛋白满足推荐摄入量的基础上，保证优质蛋白质的摄入占总蛋白质的 1/3 以上。

5. 脂肪的来源分布　计算每日摄入的动物性脂肪和植物性油脂分别占该日脂肪的百分比。植物油和动物脂肪都要食用，植物油的摄入量每天以 25~30g 为宜。

进行膳食调查时不仅要得到确切的数据和资料，对结果进行评价，还要善于发现饮食中的问题，如食物的选购、搭配、储存、加工、烹调方法、饮食习惯及就餐环境等，针对存在的问题，提出切实可行的建议，同时开展营养知识的宣传。

二、体格检查

体格检查包括身体测量和营养缺乏体征检查两方面。

（一）身体测量

身体测量指标有身高、体重、腰围、臀围等。身高和体重可以综合反映蛋白质、能量和一些矿物质的摄入、利用和储备情况，是营养调查的必测项目。腰围和腰臀比是反映中心性肥胖的敏感指标，而中心性肥胖现在认为与高脂血症、高血压、糖尿病等的关系更加密切，所以也是常测指标。

1. 身高和体重　是人体测量资料中最基础的数据，是评价营养状况和生长发育情况的基本指标之一。身高、体重在一日之内有波动，故测量时间应固定。

体质指数（BMI）　BMI = 体重（kg）/［身高（m）］²。对中国人而言，一般认为 BMI 在 18.5~22.9 时为正常水平，≥23 为超重，≥28 为肥胖。

2. 腰围　是反映脂肪总量和脂肪分布的综合指标。对我国成人来说，男性腰围≥85cm，女性腰围≥80cm，为腹部脂肪堆积。

3. 腰臀比　臀围指环绕臀部最突出点测出的身体水半周径。用腰围除以臀围所得的结果即为腰臀比。腰臀比的合理比值是：男子为 0.85~0.90，女性为 0.75~0.80。男性腰臀比>1.0，女性>0.85，为腹部脂肪堆积。

（二）营养缺乏体征检查

营养缺乏体征是体内营养素储存量降低，导致组织中营养素缺乏，引起一系列生理功能改变，进而出现的病理状态。临床表现常不典型，检查时应认真鉴别。常见的营养缺乏体征见表6-1。

表6-1　　　　　　　　　营养缺乏体征与营养素的关系

部位	症状体征	缺乏的营养素
全身	消瘦、发育不良	能量、蛋白质、维生素、锌
	贫血	蛋白质、铁、叶酸、维生素 B_{12}、B_6、维生素 C
皮肤	干燥、毛囊角化症	维生素 A
	溢脂性皮炎	维生素 B_2
	出血	维生素 C、维生素 K
眼睛	角膜干燥、夜盲症	维生素 A
	角膜边缘充血	维生素 B_2
唇	口唇炎、口角炎	维生素 B_2、维生素 PP、维生素 B_{12}
口腔	牙龈炎、出血	维生素 C
	舌炎	维生素 B_2、维生素 PP
	地图舌	维生素 B_{12}、维生素 B_2、锌
指甲	舟状甲	铁
骨	鸡胸、O 型腿、骨软化症	维生素 D、维生素 C、钙
神经系统	多发性神经炎、球后神经炎	维生素 B_1
	中枢神经系统失调	维生素 B_{12}、维生素 B_6
循环系统	水肿	维生素 B_1、蛋白质
其他	甲状腺肿	碘

三、实验室检查

借助生理、生化检测手段测定受检者血液、排泄物或身体其他成分（如头发）中所含有的各种营养素及其代谢产物或其他化学成分的变化，以评定膳食中营养素水平、吸收和利用情况，从而掌握营养失调的早期变化，及时采取有效的防治措施。

第四节　社区饮食干预与评价

一、社区饮食干预与评价的意义

中国居民营养与健康状况调查显示，最近十年我国城乡居民的膳食、营养状况有了明显改善，营养不良和营养缺乏患病率继续下降，同时我国仍面临着营养缺乏与营养过剩的双重挑战，城市居民膳食结构不合理，偏远农村仍有营养缺乏现象。随着生活水平的提高和生活方式的变化，我国居民疾病谱发生了明显改变，与饮食相关的慢性非传染性疾病患病率和死亡率迅速上升。合理的膳食结构和良好的饮食习惯对于预防和控制上述疾病具有重要意义。

二、社区饮食干预的对象

社区饮食干预的对象应包括社区全体居民。根据不同年龄阶段人群的营养特点，以社区居民营养状况调查与评价为依据，分层进行干预。慢性病高危人群及现症患者是社区饮食干预的重点对象。应以防治与饮食因素关系密切的慢性非传染性疾病为立足点。

三、社区饮食干预的措施

社区饮食干预应在对目标人群进行营养状况调查与评价的基础之上进行，以便制定出更有针对性和个性化的饮食干预措施。适合在社区大力开展的饮食干预措施有：

（一）营养教育

营养教育是通过提高人们的营养知识，改变饮食习惯和态度，从而达到改善营养状况和预防疾病的目的。它作为健康教育的一个重要组成部分，是一种方便经济的饮食干预措施。人对食物的选择，是一种受多因素影响的膳食行为，一般来说良好的营养教育影响着他们的饮食方式，因为当人们知道某些食物对于健康和生活有意义时，就会改变其饮食行为。营养知识知晓率越高，营养态度和行为就越好。通过营养教育不断增加干预对象的营养知识，认识到饮食与疾病的关系，相信饮食治疗有效果，促进其改善膳食结构、饮食行为，这是营养干预的关键所在。

1. 教育形式应多样化　广泛利用多种传播媒介，如编写并发放相关宣传材料、办黑板报、举办专题营养知识讲座及座谈、发放健康挂历等。有条件的社区可在社区老年大学开设营养学课程，由营养专业人员授课。

2. 教育内容应有针对性　不同人群的具体情况不同，在实施干预措施时应分别对待，才能达到最佳效果。如针对社区高血压高危人群及患者，营养教育内容可包括：①讲解饮食营养与高血压发病的关系；②宣传合理膳食可以预防和控制高血压病的发生发展；③参照《中国居民膳食指南》提出合理膳食模式；④宣传保持理想体重的益处，并指导超重者减肥；⑤建议居民降低食盐摄入量，发放盐勺，以便研究对象能够进行自我控盐；⑥鼓励居民增加蔬菜、水果、乳类和豆类的摄入量，减少动物脂肪和胆固醇的摄入，减少烹调用油；⑦根据不同季节和区域，推荐适合高血压人群的价廉物美的食物，介绍有降压功效的食疗药膳方等。

（二）饮食指导

1. 制定膳食原则　饮食干预要具体化。在营养教育基础上，结合当地和个人具体情况有针对性地制定膳食原则，包括能量和各种营养素的每日推荐摄入量，适宜的食物种类和数量。

2. 配制食谱　对血糖异常者，应根据膳食原则结合干预对象的身高、体重、理想体重、病情、每日体力活动量以及饮食生活习惯等，利用食谱编制软件配制个性化的食谱，包括每日三餐的食物种类和数量，并定期更换。

3. 咨询与家访　在社区开设营养健康咨询门诊，咨询活动形式可以多样化，比如面对面咨询、网上咨询、书信咨询等。对重点干预对象应定期家访，评价干预效果并及时发现膳食中存在的问题并给予细致指导。

四、饮食干预效果评价

（一）营养教育效果评价

多采用问卷方法对干预人群进行营养知识、态度和行为调查。可自行设计问卷内容，在非调查对象中预试后确定，印制统一的调查问卷。内容包括一般情况（年龄、性别、职业、文化程度等）、与营养相关的疾病情况和营养知识、态度、行为三个方面。

（二）饮食指导效果评价

1. 膳食调查　运用膳食调查的方法，在干预过程中定期调查干预对象每日摄入食物的种类和数量，调查时间跨度以一周为宜。分析调查结果，动态观察膳食结构的变化。

2. 体格检查 对慢性病高危人群及患者定期监测体重、腰围、血压、血脂和血糖等指标并询问症状，结合膳食调查的评价结果，及时做膳食调整和改进。

值得注意的是，膳食行为的转变不是短期内能形成的。社区营养教育和饮食指导工作需要社区各方面如居委会、医院及居民的共同配合，从多方面、多途径反复强化干预，才能保证其有效性和持续性，帮助社区人群掌握营养知识，自觉改变不良的饮食习惯，建立合理的平衡膳食模式，消除不良膳食因素对健康的影响。

第五节 常见疾病的膳食原则与供给

一、高血压（Hypertension）

（一）饮食因素
钠盐摄入过多、饮酒过度以及肥胖与高血压发病关系密切。

（二）膳食原则
1. 控制总能量 高血压患者若合并肥胖或超重应控制总能量摄入，体重减轻以每周 1kg 左右为宜。建议每公斤理想体重供给 25~30kcal 热能。

2. 限制脂肪和胆固醇 应适当控制食物中胆固醇和饱和脂肪酸的摄入，同时增加多不饱和脂肪酸的比例。

3. 适量摄入蛋白质 每日蛋白质的摄入量以每公斤体重 1g 为宜，最好选用鱼肉蛋白、大豆蛋白。

4. 限制钠盐摄入 每日食盐摄入量应在 3g 以下，烹调过程中少放盐或不放盐，同时限制咸菜、酱油、味精等的摄入。

5. 增加钾盐摄入 钾能抑制钠盐的吸收，低钠高钾膳食有利于降压。可多摄入含钾丰富的食物如柑橘、香蕉、大豆等。

（三）食物供给
1. 可选食物 具有保护血管、降压及降脂功效的食物如芹菜、香蕉、山楂、木耳、洋葱、西红柿、海参、大蒜、香菇和海带等。含膳食纤维较多的粗杂粮如糙米、玉米、小米、全麦粉和燕麦等。

2. 慎用食物　含钠高的食品如虾米、松花蛋、香肠和罐头等；浓茶、咖啡、烈酒以及浓烈的调味品及刺激性食物；高能量及高糖食物如甜点、软饮料。

二、高脂血症（Hyperlipidemia）

（一）饮食因素

能量摄入过高，饱和脂肪酸、胆固醇或（和）碳水化合物摄入过多均可导致血脂升高。

（二）膳食原则

1. 控制总能量　使体重降低并维持在标准体重范围。

2. 限制碳水化合物　高甘油三酯血症患者应限制糖类摄入，少吃蔗糖、果糖，食物烹调不加糖。

3. 限制脂肪　特别要限制含饱和脂肪酸和胆固醇丰富的动物脂肪，胆固醇每日摄入不超过 300mg，同时适量增加植物油。

4. 增加膳食纤维　膳食纤维能抑制胆固醇在肠道内的吸收，加速胆固醇排泄，降低血清胆固醇水平，可适当增加摄入量。

（三）食物供给

1. 可选食物　蛋白质食物，如瘦肉、去皮禽类、海鱼、大豆及其制品；具有降脂作用的食物，如洋葱、大蒜、香菇、木耳、海带、紫菜、山楂、淡茶和魔芋等。

2. 慎用食物　含饱和脂肪酸高的食物，如肥肉；含胆固醇高的食物，如动物内脏、蛋黄、鱼子、蟹黄和沙丁鱼等；高能量及高糖食物，如甜点、冰淇淋等。

三、冠心病（Coronary heart disease，CHD）

（一）饮食因素

高血脂、高血压、吸烟、肥胖、糖尿病、缺少体力活动等与冠心病发病密切相关。高能量、高脂肪、高糖、高动物蛋白以及其他营养过剩和营养缺乏都可能增加冠心病的发病危险。

（二）膳食原则

1. 控制能量摄入　控制体重是防治冠心病的重要环节。热能的摄入应以维持理想体重为原则。

2. 控制脂肪摄入　减少脂肪总量、饱和脂肪酸及胆固醇的摄入，不吃高脂肪食物。

3. 适量供给碳水化合物 宜选用多糖类，增加膳食纤维，限制精制糖的摄入。

4. 适量供给蛋白质 每日蛋白质的摄入量以每公斤体重 1g 为宜，优质蛋白质占总蛋白的 20%～30% 为宜。豆制品和鱼类对降低胆固醇、防治冠心病有益。

5. 充足供给维生素和矿物质 有利于冠心病防治的维生素主要有维生素 C、维生素 E、维生素 B_6。铬、锌有利于脂类和糖类的代谢，碘可抑制胆固醇在肠道的吸收，应适量补充。富含维生素 B_6 的食物有瘦肉、糙米、绿叶蔬菜等；铬含量较多的食物为粗粮、鱼、食用菌类等。

（三）食物供给

1. 可选食物 粗杂粮；脱脂奶、鱼类、瘦肉；大豆及其制品；各种蔬菜和水果；洋葱、海带、香菇、芹菜、木耳和大蒜等具有降脂作用的食物。

2. 慎用食物 含脂肪多的食品如油条、炸糕、油炸方便面、全脂乳、奶油、肥肉、动物内脏和动物油脂等；含胆固醇高的食物如鱼子、脑、肝和松花蛋等；含高糖高热量的食物，如冰淇淋、甜点；刺激性强的食物，如辣椒、芥末和高度酒。

四、糖尿病（diabetes mellitus，DM）

（一）饮食因素

热量摄入过多，各种营养素不平衡可以导致糖尿病。

（二）膳食原则

1. 限制总能量 以维持正常体重为宜。计算能量需要量应根据病人的标准体重（体型）、性别、年龄及劳动强度而定。

2. 碳水化合物不宜限制过严 碳水化合物约占饮食总热量的 50%～60%，提倡用粗制米、面和杂粮，如荞麦面、二合面（玉米面和黄豆面）、三合面（玉米面、黄豆面和白面）等。忌食葡萄糖、蔗糖、蜜糖及其制品，如各种糖果、甜糕点、含糖软饮料。

3. 充足供给蛋白质 蛋白质应占总热能的 12%～15%，优质蛋白质占总蛋白质的 1/3，多食瘦肉、鱼、虾、蛋、奶及豆类等。糖尿病肾病患者在尿毒症期需进低蛋白膳食，每天蛋白质摄入量不超过 30～40g。

4. 限制脂肪摄入 特别要限制饱和脂肪酸和胆固醇含量高的食品的摄入。

5. 增加膳食纤维摄入 膳食纤维能降低血糖、改善糖耐量，每日可摄入 35g 左右。多食富含膳食纤维的食物如根茎类和绿叶蔬菜。

6. 补充维生素 B族维生素、维生素C、维生素A、维生素D与糖尿病的关系密切，应适量补充。

7. 无机盐和微量元素 限制钠盐摄入，适当增加钾、镁、钙、铬、锌等矿物质的摄入量，多食蔬菜、牛乳、瘦肉和蘑菇等。

8. 合理安排餐次 每日至少三餐，定时定量，配合胰岛素治疗者可加2~3餐。

（三）食物供给

1. 可选食物 豆制品、瘦肉、鱼类、大白菜、油菜、芹菜、冬瓜、南瓜、苦瓜、萝卜和胡萝卜等。

2. 慎用食物 高糖、高热量、高脂肪、高胆固醇食物及刺激性食物。

第六节　食品安全与食物中毒

一、食品安全（food safety）

（一）概念

食品安全是指食品对食品消费者的安全性，即防止食品中有毒、有害物质对人体健康的不良影响。食品安全是食品价值的基础，它关系到人民群众的身体健康和生命安全，关系到经济健康发展和社会稳定。食品安全问题有两方面，一是食品本身的营养价值和质量问题如食品变质；二是食品在生产、加工、运输、储存、销售过程中人为改变其天然、纯洁性而产生的安全问题。食品污染是最突出的食品安全问题之一。

（二）分类

根据污染物的性质，食品污染可分为3类。

1. 生物性污染 主要包括细菌、真菌、病毒、寄生虫等造成的食品污染。其中细菌性污染是涉及面最广、影响最大、问题最多的一种微生物污染。

2. 化学性污染 包括农药、化肥和兽药的残留；工业三废造成的重金属污染、工业化学品的污染如二噁英；食品生产、加工和烹调过程中形成的有害化学物如N-亚硝基化合物、多环芳烃化合物等。另外，由食品添加剂和食品包装材料造成的食品安全问题也日益受到关注。

3. 物理性危害 包括一些非化学性的杂物如草籽、泥土和灰尘、食品掺杂掺假、放射性污染等。

近年来国内外食品安全形势不容乐观。疯牛病、口蹄疫、禽流感、二噁英等重大食品安全事件的爆发和流行已经对世界各国人民的健康、经济和社会发展造成了恶劣影响。而国内出现的苏丹红事件、孔雀绿染色、保鲜膜风波、蔬菜的农药残留、重金属超标、鱼肉制品抗生素滥用和河北省"三鹿奶粉"事件，婴儿奶粉中加入三聚氰胺等食品安全问题也引起了人们的广泛关注。食品安全已成为全球性的重大战略性问题。

二、食物中毒（food poisoning）

（一）概念

食物中毒指摄入了含有生物性、化学性有毒有害物质的食品或把有毒有害物质当作食品摄入后所出现的非传染性急性、亚急性疾病。

（二）特点

潜伏期短，多为集体爆发；临床表现相似，多以胃肠道症状为主；发病与食物有明显关系，不食者不发病，停用该食物发病即停止；一般无传染性。

（三）分类

1. 细菌性食物中毒 是食物中毒中最常见的一类。包括沙门氏菌属、变形杆菌、副溶血性弧菌、葡萄球菌肠毒素、肉毒杆菌毒素、蜡样芽孢杆菌、致病性大肠杆菌等引起的食物中毒。

2. 有毒动植物中毒 主要由误食河豚、有毒贝类、鱼类组胺、毒蕈、木薯、新鲜黄花菜、生豆浆等引起的中毒。

3. 化学性食物中毒 误食某些金属、类金属及其化合物、亚硝酸盐、农药等或食入被其污染的食物而引起的中毒。

4. 真菌毒素和霉变食物中毒 食用赤霉菌病麦、霉变甘蔗、黑斑病霉甘薯等引起的中毒。

（四）调查与处理

1. 食物中毒的调查 当接到食物中毒报告后，医务人员应立即赶赴现场，迅速抢救病人。了解中毒发生的时间和经过，判断中毒与食物的关系。暂时封存可疑食物，禁止继续食用或出售。采集可疑食品、病人排泄物和洗胃液等立即送检。初步确定为食物中毒后，应及时向当地防疫部门报告。

2. 食物中毒的处理

（1）应迅速、及时、有效地治疗病人 及时催吐、洗胃、导泻，并给予支持疗法；根据现场调查分析的可能中毒原因及中毒者的临床特征，采取针对性的救治措施和对症处理；确定中毒原因后，应迅速应用特效解毒药物。

（2）现场处理 对含毒食物应经消毒后予以销毁。接触过有毒食物的容器、用具等，应经煮沸或用1%~2%碱水煮沸消毒。患者的呕吐物、排泄物，可用20%生石灰乳或漂白粉等消毒处理，被其污染的地面及其他物品可用3%来苏儿溶液消毒。

（3）污染源及其预防性处理 强制调离近期有传染病病史或病原携带的从业人员；切断来自可能引起食物中毒的食品供应来源。

（4）资料处理 在食品中毒调查结束后，应对调查的情况及所有资料进行整理和总结，写出专题报告，存档并按要求逐级上报。

第七章

健康教育与健康促进

健康是基本人权之一，是人类发展的中心，健康教育和健康促进是当今社会预防和控制因不良的行为、生活方式所引起的慢性非传染性疾病的最有力手段，是预防和控制疾病三大措施之一。

第一节　健康教育

一、健康教育的概念

在不同的历史时期、不同的科技水平、不同的社会制度、不同的民族，健康教育（health education）的概念是不同的。

（一）世界卫生组织对健康教育的定义

1954 年世界卫生组织（World Health Organization，WHO）在《健康教育专家委员会报告》中指出：健康教育和一般教育一样，关系到人们知识、态度和行为的改变。一般说来，它致力于引导人们养成有益健康的行为，使之达到最佳的健康状态。

1969 年 WHO 在《健康教育规划及评估专家会议报告》中提出：健康教育工作的着眼点为人民群众和他们的行动。总体来说，在于诱导并鼓励人们养成并保持有益于健康的生活，合理而明智地利用保健设施，并自觉地实行改善个人和集体健康状况或环境的活动。

目前最常引用的是 WHO 健康教育处前处长慕沃勒菲博士在 1981 年提出的定义：健康教育是帮助并鼓励人们有达到健康状态的愿望并知道怎样做能达到这样的目的；

每个人都尽力做好本身或集体应做的努力；并知道在必要时如何寻求适当的帮助。

（二）我国学者对健康教育的定义

当前，我国学者比较认同的定义是：健康教育是通过有计划、有组织、有系统的社会和教育活动，消除或减轻影响健康的危险因素，预防疾病，促进健康和提高生活质量。健康教育的目的是通过健康教育活动，达到改善、维护、促进个体和社会的健康状况，达到尽可能高的健康水平和生活质量。

二、健康教育的内容

按照我国健康教育与健康促进工作规划纲要（2005~2010 年），健康教育主要有以下内容：

（一）建立和完善适应社会发展的健康教育工作体系

建立起以政府负责、部门合作、社会动员、群众参与、法律保障为特点的健康教育工作体制和运行机制。各级卫生行政部门将健康教育纳入目标管理和工作计划，组织实施、监督考核。加强健康教育专业机构和人员能力建设。

（二）做好重大疾病和突发公共卫生事件的健康教育

各级卫生部门积极开展预防控制传染病、地方病的健康教育，重点做好防治性病、艾滋病、结核、乙肝、血吸虫病及重大传染病健康教育工作；普及慢性非传染性疾病防治知识，积极倡导健康文明的生活方式。

（三）广泛开展农村健康教育

建立在政府领导下多部门合作的农村健康教育工作机制，以多种形式和多种渠道为农民送医药、送知识。加强农村流动人口和乡镇企业工人就业前的健康教育培训。大力普及农村改水、改厕知识和技术，改善农村饮水和环境卫生状况。

（四）深入开展城市社区的健康教育

建立健全政府领导，健康教育专业机构指导，社区卫生服务机构为骨干，社区居委会为基础的城市社区健康教育工作网络。

（五）以学校、医院、工矿企业和公共场所为重点，开展各类场所的健康教育工作

（六）重点人群的健康教育

开展多种形式的妇幼健康教育活动，促进生殖健康的全面发展；开展老年健身、老年保健、老年病防治与康复等多种形式的健康教育活动，提高老年人群的健康水平和生活质量。

（七）控制烟草危害与成瘾行为

普及烟草危害相关知识，开展吸烟行为干预，降低吸烟率。将预防吸毒、酗酒等成瘾行为纳入公众健康教育、社区健康教育的重要内容，加强公民道德意识教育。

三、健康教育的原则

健康教育在实现健康目标、社会目标、经济目标中具有重要的地位，为使健康教育取得实效，应掌握以下几项原则：

1. 科学性 健康教育是普及具有严格科学概念和理论体系的卫生科学知识，提高人们的卫生知识水平，指导人们的卫生实践活动，建立和维持健康生活方式的过程。因而，要求其内容和方法都应建立在科学的基础上。

2. 群众性 教育的内容要有针对性，主要是宣传简便易行、行之有效的防病治病措施和自我保健的卫生科学知识；宣传教育的形式和方法最好有一定的趣味性、吸引力和感染力，容易被群众理解和接受。

3. 艺术性 健康教育的内容大多是较为难懂的专业性医学知识，向群众宣传普及时，要根据科学内容和群众的爱好，采用准确、生动的语言，以及完善的艺术形式，使群众易于接受。

4. 针对性 每个人在不同年龄阶段均有不同的健康问题，不同性别、职业和文化程度的人在认识水平、心理状态及对卫生保健的需求方面也各不相同。因此，对不同人群、不同卫生保健需求者应进行有针对性的健康教育。

5. 启发性 健康教育不能靠强制手段，而要发现人们的健康行为，加以肯定和巩固；发现人们的不健康行为加以矫正，鼓励行为改变；启发自觉的健康意识，培养卫生习惯。

四、健康教育的实施与评价

健康教育是一项复杂的系统工程，健康教育活动必须有科学的、周密的健康教育规划。一个完整的健康教育规划包括规划制定、实施与评价的全过程，且三者之间是相互制约、密不可分的整体。

（一）健康教育规划的制定

一项教育规划的制定应主要涵盖以下内容：

1. 教育对象　根据规划的目标决定应向谁进行教育。如健康教育规划的目标是提高母乳喂养率，教育的主要对象则应包括孕妇及其亲属、妇产科医师、护士、妇幼保健人员、有关行政领导。

2. 教育内容　行为的改变是通过知识、信念、态度和价值观的改变和社会的支持来实现的，行为的改变必须出于自愿，因此就需要通过教育来增加人们的健康知识，使其自愿地采纳有益于健康的行为。

3. 教育方法　健康教育的方法有多种多样，如大众媒介、学习班、小组讨论、个别指导、行为矫正等。教育方法应随教育对象的特点和环境变化而变化。

4. 教育资料　教育资料主要有两大类，一类是视听教材，包括电影、电视录像、VCD 和幻灯片；另一类是阅读资料。无论哪一类资料都必须强调科学性、针对性、思想性和趣味性。

5. 队伍建设　建立不同科室或不同专业组成的健康教育网络，形成具有实力的健康教育队伍。除广大医务人员、保健工作者和基层卫生骨干力量外，还应广泛利用传播媒介，积极使宣传部门参与群众的健康教育工作。

6. 组织协调　规划中应明确涉及哪些部门和工作人员，由谁出面组织协调。明确街道、居委会、社会团体、组织、机关学校在健康教育中的作用。

7. 教育时间　每项活动的开始和完成时间都要进行估计，需要分析在什么时间、什么地点进行哪一项活动，由谁来执行。

(二) 健康教育规划的实施

实施社区健康教育，就是按照计划设计的要求，组织实施社区干预等各项活动，以有序而有效的工作来保证计划预期的目标得以实现。

1. 严密组织　规划的实施都要有严密的组织。要建立执行计划程序表，在执行计划时要定出时间表，按阶段进行，把整个计划分成若干阶段，明确规定什么时间完成哪项工作，由谁来完成，什么时间作出评价，定出近期评价、中期评价和远期评价。

2. 建立反馈信息系统　及时准确地建立信息反馈是规划管理的基础和管理的支持系统，也是评价和决策的依据。对规划活动应不断进行观察，以检查各项活动是否按预定的计划顺利进行，并随时注意发现问题，以便及时对方案及细节作出必要的修改。

3. 组织协调与质量控制　执行一项健康教育规划往往涉及多部门、多学科和多层次的人员参加，每一次活动都应有期限、资金及执行人员。因此要建立协调组织进行协调，以安排人力、经费、规划的管理，并对所收集的资料进行严格控制，保证资料的科学性和完整性。

（三）健康教育规划的评价

评价（evaluation）是客观实际与可接受标准的比较。是否执行严密科学的规划评价已成为衡量一项规划是否成功、是否科学的重要标志。健康教育评价的类型及内容包括如下四个方面：

1. 形成评价（formative evaluation）　又称为诊断评价或需求评估，是在规划执行前或执行早期对规划内容所作的评价。评价的具体内容包括：了解项目目标是否符合特定人群特点，如健康状况，健康相关行为，卫生保健知识水平，对健康教育活动的态度；了解干预策略、活动的可行性；了解传播材料、测量工具、教育资料发放系统等是否完善；针对计划执行早期出现的新情况、新问题对计划进行适度调整。

2. 过程评价（process evaluation）　是规划实施过程中监测规划各项工作的进展，了解并保证规划的各项活动能否按规划的程序发展。过程评价的主要指标有：信息覆盖率、居民培训率、居民对活动参与率、对核心信息知晓率、感兴趣率和记忆率、专科门诊建立率、健康检查率、行为指导率等。

3. 效果评价（impact evaluation）　又称近中期效果评价。它评价影响行为的三类因素（倾向、促成、强化因素）的变化和目标人群健康相关行为的变化，政策、法规制定情况，领导及关键人物的思想观念是否得到转变，是否制定有利于健康的政策、法律，行政对健康教育的干预程度、效果。效果评价的主要指标有：居民和重点人群慢性病防治知识的知晓率；重点人群对血糖、血压的监测水平；增加慢性病人运动参与水平；增加慢性病人不合理饮食控制率；行为指标，如饮食习惯、居民锻炼情况、吸烟率、酗酒率及吸食违禁药品情况。

4. 结局评价（outcome evaluation）　也称远期效果评价，即评价健康教育计划的目的是否已实现。

五、社区健康教育

加强社会行动，开发社区资源，动员人人参与，是当今世界健康教育与健康促进发展的重要策略之一。社区健康教育是全科医师进行社区动员的主要手段，也是与社区居民建立密切联系，对社区居民的健康进行分类管理的基本方法。

(一) 社区健康教育的概念

社区健康教育 (community health education) 是以社区为单位,以社区人群为教育对象,以促进居民健康为目标,有计划、有组织、有评价的健康教育活动。其目的是发动和引导社区居民树立健康意识,关注自身、家庭和社区的健康问题,养成良好卫生行为和生活方式,以提高自我保健能力和群体健康水平。全科医师和护士已成为社区健康教育最直接、最有效的实践者。

社区健康教育的对象包括社区内居民和社区所辖企事业单位、学校、商业和其他服务行业的从业人员,其重点人群是儿童青少年、妇女、慢性病患者及老年人、残疾人等弱势群体。

(二) 社区健康教育的任务

1. 建立以社区卫生服务中心 (站) 为主体的健康教育网络。

2. 社区卫生服务机构的领导负责社区卫生教育的组织协调,由专职人员负责具体工作。

3. 全科医师和护士在医疗、护理、预防保健中开展有针对性的健康教育。

4. 建立健康教育工作档案,包括年度计划、工作记录、年终考核等。

5. 建立固定的健康教育场所——宣传橱窗或卫生宣传栏。社区卫生服务中心 (站) 要建立健康教育活动室。

6. 根据社区居民的需求,开展多种形式的健康教育活动。

7. 配合上级单位和健康教育专业机构开展健康教育相关工作;协助、指导社区内的学校、机构、厂矿企事业单位开展健康教育活动。

8. 开展医护人员和健康教育骨干人员的健康教育培训工作。

(三) 社区健康教育的内容

社区健康教育应充分发扬中医关于"上医医未病之病"的理念。中医的"治未病"包括未病先防、既病防变和预后防复三个层次,社区健康教育也应涵盖这三方面的内容。

1. 未病先防教育 不健康的心理、不良的环境和行为习惯等是导致各种疾病的主要因素。未病先防教育就是通过对社区居民的宣传教育,使他们自觉地改变致病因素,把疾病消灭在萌芽状态。具体包括:①中医饮食养生知识的教育,包括合理营养,暴饮暴食、偏食、吸烟、酗酒对健康的影响,食品保藏,食具消毒,食物中毒的预防知识等;②起居、环境养生知识教育,包括居室的合理布局,装修卫生,通风、采光照明的卫生要求，及预防煤气中毒和减少煤烟污染等；③生殖健康教育，包括计划生育，优生优育优教，妇幼保健，房室养生知识等；④新老传染病防范教育，新出现或重新出现的传染病如艾滋病、性病、结核病、各种病毒性肝炎等，已对社区居民健康构成极大的威胁，应加强对其传染源、传播途径及预防措施的宣传教育，使居民减少感染这些疾病的机会；⑤心理健康知识的教育，包括如何保持一个平和的心态，如何缓解和面对工作、生活的压力，如何保持良好的人际关系，和睦的家庭气氛；⑥加强安全教育，提高自我防护意识，防止交通事故、劳动损伤、溺水、煤气中毒、自杀等意外伤害。

2. 既病防变教育　既病防变教育指对已患病人群，教育和引导他们采用正确的方法，防止疾病进一步发展。主要包括以下方面：①以慢性病为主的各类疾病的辅助治疗教育，对已患有高血压、冠心病、脑血管病、癌症、糖尿病等慢性病的社区群众，在使用药物治疗的同时，可充分发挥中医的优势，有针对性地向各类患病人群介绍中医食疗知识，中医针灸按摩知识，以起到对疾病的辅助治疗作用；②家庭急救和护理知识教育，包括烧伤、烫伤、触电、跌伤等意外事故的简易急救方法和处理原则，家庭药物保存与使用方法，如教会居民掌握中医常用急救穴位的定位、按摩手法及注意事项。

3. 预后防复教育　预后防复指病除而正气大伤，或余邪未尽，为防止疾病复发或保证机体康复的调护。预后防复教育主要是教育居民认识和避免导致预后复发的多种诱因，如复感新邪、饮食因素、气候因素、地域因素、药物因素、精神因素及劳倦过度等。

（四）社区健康教育的具体方法

1. 发挥全科医师在社区健康教育方面的优势　全科医师是社区卫生服务的主要承担者，在社区居民中有较高的知名度和可信度，由他们作为社区居民健康教育传播者，居民易接受和付诸行动，将收到事半功倍的效果。

2. 利用社区建立的健康档案　健康档案是掌握居民健康状况的第一手资料，根据居民的慢病情况可以先对某种慢病进行干预，然后以点带面。

3. 开展社区宣传和动员策略　如让病人成为最佳的宣传员，通过已经成为固定服务对象的病人动员更多相关的居民积极参与健康教育活动；与街道、居委会的工作紧密结合，通过各种途径进行宣传和动员；抓住有利时机，及时利用典型事例说服社区居民等。

4. 采用生动、活泼的方式和方法进行健康教育　如多利用数据、证据和依据，以理服人，以事实打动人；认真设计生动活泼的宣传栏；组织丰富多彩的健康教育活动，如在社区中组织高血压患者俱乐部、更年期妇女俱乐部等，定期开展活动。

第二节　健康促进

一、健康促进的概念

健康促进（health promotion）一词最早出现在 20 世纪 20 年代的公共卫生文献中，有关健康促进的涵义目前尚在不断发展和完善中。

（一）世界卫生组织对健康促进的定义

1986 年在加拿大渥太华召开了第一届健康促进国际大会，发表的《渥太华宣言》中指出："健康促进是指促进人们提高和改善他们自身健康的过程，是协调人类与他们环境之间的战略，规定个人与社会对健康各自所负的责任。"

美国健康教育学家格林指出："健康促进是指一切能促使行为和生活条件向有益于健康改变的教育与环境支持的综合体。"

1995 年 WHO 西太区办事处发表《健康新地平线》重要文献，指出："健康促进是指个人与其家庭、社区和国家一起采取措施，鼓励健康的行为，增强人们改进和处理自身问题的能力。"

（二）我国对健康促进概念的认识

我国学者认为健康促进是以教育、组织、法律（政策）和经济等手段干预那些对健康有害的生活方式、行为和环境，以促进健康的行为。健康促进的目的在于努力改变人群不健康的行为，改进预防性服务，创造良好的社会与自然环境，其内容包括政府立法，解决有害的生产、生活环境；支持和促进个人、家庭和社会共同承担卫生保健工作；增加与改善预防性服务设施，投入更多的资源以促进人民的健康；建立社会主义精神文明，提倡文明、健康、科学的生活方式；加强信息交流与人员培训，提高人民的自我保健意识和技巧。

（三）健康促进与健康教育的关系

健康促进不仅包括了健康教育的行为干预内容，同时还强调行为改变所需的组织支持、政策支持、经济支持等环境改变的各项策略。这就表明健康工程不仅是卫生部门的事业，而且也是要求全社会参与和多部门合作的社会工程。可以将二者的关系理解为：健康促进=健康教育+环境手段+行政手段。

二、健康促进的原则

健康促进是一项政府主导、多部门参与的社会系统工程，必须进行预先的规划设计，才能保证健康促进的顺利实施和实现健康促进的目标。健康促进规划设计必须坚持以下原则：

1. 目标性原则　健康促进规划应有明确的总体目标（即远期目标）和具体目标（即近期目标），这样才能体现规划的整体性和特殊性，才能保证以最小的投资获得最大的收益。

2. 前瞻性原则　在制订规划的目标时要考虑到长远的发展和要求。如果制订的目标过低，就失去了它的长远意义，对规划的实施也失去了激励的作用。

3. 系统性原则　规划总体目标与分目标要形成系统，追求整体最优化。整体目标、健康教育目标、相关政策目标、法规目标、组织目标，应统筹安排，才能使规划赋予实际，同时也能使参与人群有更大的积极性。

4. 可行性原则　根据我国的具体情况，因地制宜地设计规划，要留有余地并预定应变对策，确保规划的顺利实施。规划应该是有限目标，突出重点，尽力而为，积极增强自我能力，集中力量保证重要目标的实现。

5. 参与性原则　在制订规划目标时，要考虑到目标和社区群众所关心问题的一致性，只有两者结合起来，才能吸引社区群众的参与，才能得到群众的支持，达到预期的效果。

三、健康促进规划的设计实施与效果评价

任何一项健康促进规划都由设计、实施和评价三部分组成。设计是根据研究目标人群有关健康问题及其特征，形成该问题的理论假设，并提出解决该问题以及实现目标所采取的一系列具体方法、步骤和策略。实施是根据制定的方法和步骤来组织具体活动，并不断修正和完善规划。评价的内容是规划所制定的目标是否达到以及达到的程度。

（一）健康促进规划的设计

健康促进规划设计有不同的模式。根据 1980 年由劳伦斯·格林（LawtenceW·Green）与克鲁塔（Kreuter）提出的应用最广泛、最具生命力的 PRECEDE-PROCEED

模式的程序，将规划设计分成 9 个基本步骤：

1. 社会学诊断 通过估测目标人群的生活质量，评估他们的需求和健康问题；最好由目标人群亲自参与自身的需求和愿望的调查。

2. 流行病学诊断 通过流行病学和医学调查确认目标人群特定的健康问题和目标。

3. 行为与环境诊断 这一阶段的任务在于确认与步骤 2 选定的健康问题的相关行为和环境问题，因这些危险因素需要通过干预加以影响。

4. 教育与组织诊断 为制定教育与组织策略用于健康促进规划以促进行为和环境的改变，应从影响行为与环境的因素（倾向因素、促进因素和强化因素）着手，根据各种因素的重要程度以及资源情况确定干预重点。

5. 管理与政策诊断 评估组织与管理能力及在规划执行中资源、政策、人员能力和时间安排。通过社区开发、协调、完善组织与政策，以便顺利地开展规划。

6. 评价阶段 评价不是 PRECEDE 模式的最后步骤，评价工作贯穿于整个模式始终。

虽然规划设计的内容和场所各不相同，但在规划设计的程序上都是基本相同的，通常将健康促进规划设计分为 6 个阶段：社区靶人群的需求；确定要解决的主要问题；制定总目标和具体目标；提出干预策略；执行干预策略；评价结果。

（二）健康促进规划的实施

规划实施是按照规划书去实现规划目标，获得效果的过程，也是体现规划根本思想的具体活动和行动。健康促进规划实施的步骤包括：

1. 社区开发 社区开发（community development）是联合国倡导的一项世界性运动，其内涵是在当地政府的组织领导下，提高群众参与社区工作的积极性，发展社区成员间的相互支持；依靠自己的力量去实现项目目标，动员社区资源，规划社区行动，进一步发展与改善社区经济、社会、文化状况。社区开发的目标主要包括建立领导机构，积极动员靶人群参与，加强网络建设和部门间的协调、制定政策支持项目的开展四个方面。

2. 项目培训 项目培训是为达到项目目标而建立并维持一支有能力可高效工作的队伍的活动。对培训工作应有严格的评价，如评估教学进度是否按计划进行，教材教学设施是否适用，培训后学员的知识和技能掌握情况，学员能否将所学到的知识和技能运用于实际工作中并产生明显的效果。

3. 以社区为基础的干预 以社区为基础的健康促进干预是多种干预活动的整合，

领导机构的建立、政策的支持、多部门的参与、干预管理人员的培训都是干预的重要因素，也是社区干预成功的前提。社区干预场所包括学校、工作场所、医院和社区居民。社区干预统一在地方政府组织下开展工作。在干预人群中，应将高危人群、重点人群与一般人群分别对待。

4. 项目执行的监测与质量控制　监测（surveillance）是指对危险因素进行长期、系统地跟踪观察，以期了解其发展趋势。质量控制（quality control）是指利用一系列方法来保证规划执行过程的质量。

(三) 健康促进规划的效果评价

评价工作是科学管理的重要内容，它贯穿于整个健康促进计划的始终，是一项系统工程。

1. 评价的目的　确定健康促进规划的先进性与合理性；明确健康促进活动的数量与质量，以确定健康促进活动是否适合目标人群，各项活动是否按规划进行及资源的利用情况；确定健康促进规划达到预期目标的程度及其影响因素；总结健康促进项目的成功与不足之处，提出进一步的研究设想；向公众介绍项目结果，扩大健康促进项目的影响，改善公共关系，以取得目标人群、社区更多的支持与合作；向项目资金提供者说明项目结果，完成合同的要求。

2. 社区健康促进的评价指标　以2000年世界第五届健康促进大会制定的《国家健康促进行动规划框架》为指导，结合我国社区健康促进的实际，社区健康促进的评价指标，可归纳为如下几种：

(1) 人口统计学指标：包括年龄构成、性别、文化、职业等；

(2) 自然环境质量：包括污染指标、基础设施的质量、供水和绿化程度等；

(3) 经济状况：包括收入水平、失业率等；

(4) 社会环境质量：包括社会心理紧张水平、社会服务质量、文化水平、居民素质等；

(5) 人身安全；

(6) 社区政府组织机构；

(7) 社区居民参与程度；

(8) 社区居民对健康促进工作的满意度；

(9) 教育水平与质量；

(10) 健康的公共政策制定情况和社会支持程度；

(11) 行为指标：包括饮食习惯、居民锻炼情况、吸烟率、酗酒率及吸食违禁药品情况；

（12）社区健康服务质量；

（13）传统的健康指标：发病率、患病率、死亡率、致残率等；

（14）各部门间的协调与合作水平；

（15）人人享有卫生保健的程度。

3. 评价的类型 完整的健康促进规划评价包括形成评价、过程评价、效应评价、结局评价四种。详细内容可参考本章关于健康教育评价类型的论述。

第 八 章

传染病的预防与控制

第一节　传染病的概念及分类

一、传染病（communicable diseases）的概念

1. 传染病　由特异性病原体（及其毒性产物）所引起，在一定条件下可造成流行的疾病；这种病原体可以通过被感染的人、动物或储存宿主直接地或间接地传染给易感宿主。

2. 传染病与感染性疾病（infectious diseases）的区别　感染性疾病是指由病原生物引起的所有人类疾病，除了传染病外，还包括非传染性感染性疾病。

二、传染病的分类

1989 年我国颁布了《中华人民共和国传染病防治法》，2004 年加以修订，使我国的传染病防治管理从行政管理过渡到法制管理。在基层卫生机构工作的全科医师，也要认真学习这部法律，并以此来规范自己的工作和约束自己的行为，加强法制观念，提高传染病防治管理工作的水平。

《中华人民共和国传染病防治法》把传染病分为甲、乙、丙三大类，2008 年经修订后共包含了 38 种法定传染病，其中甲类 2 种，乙类 25 种，丙类 11 种。

甲类传染病：鼠疫、霍乱。

乙类传染病：传染性非典型肺炎、艾滋病、病毒性肝炎、脊髓灰质炎、人感染高致病性禽流感、麻疹、流行性出血热、狂犬病、流行性乙型脑炎、登革热、炭疽、细菌性和阿米巴性痢疾、肺结核、伤寒和副伤寒、流行性脑脊髓膜炎、百日咳、白

喉、新生儿破伤风、猩红热、布鲁氏菌病、淋病、梅毒、钩端螺旋体病、血吸虫病、疟疾。

丙类传染病：流行性感冒、流行性腮腺炎、风疹、手足口病、急性出血性结膜炎、麻风病、流行性和地方性斑疹伤寒、黑热病、包虫病、丝虫病，除霍乱、细菌性和阿米巴性痢疾、伤寒和副伤寒以外的感染性腹泻病。

对乙类传染病中传染性非典型肺炎、炭疽中的肺炭疽和人感染高致病性禽流感按甲类传染病的预防、控制措施执行。其他乙类传染病和突发原因不明的传染病需要采取甲类传染病的预防、控制措施的，由国务院卫生行政部门及时报经国务院批准后予以公布、实施。省、自治区、直辖市人民政府对本行政区域内常见、多发的其他地方性传染病，可以根据情况决定按照乙类或者丙类传染病管理并给予公布，报国务院卫生行政部门备案。

第二节　传染病的流行过程及影响因素

一、传染病的流行过程

传染病流行过程的发生需要有三个基本条件，即传染源、传播途径和人群易感性。

（一）传染源

传染源（source of infection）是指体内有病原体生长、繁殖，并且能排出病原体的人和动物。

1. 病人　病人是最重要的传染源。病人作为传染源的意义主要取决于：病程的不同阶段所排出的病原体数量和频度。感染者排出病原体的整个时期，称为传染期（communicable period）。传染期是决定传染病病人隔离期限的重要依据。

2. 病原携带者（carrier）　是指没有任何临床症状而能排出病原体的人。

（1）潜伏期病原携带者　潜伏期是指从病原体侵入机体起，到最早开始出现临床症状这一段时期。

（2）恢复期（convalescent period）病原携带者　临床症状消失后继续携带和排出病原体超过 3 个月者，称为慢性病原携带者；在恢复期应多做病原学检查，连续三次以上均阴性，才视为携带状态被消除。

（3）健康病原携带者　指整个感染过程中均无明显临床症状与体征而排出病原体者。病原携带者作为传染源的流行病学意义取决于其排出病原体的量、携带病原体的时间长短、携带者的职业、社会活动范围，个人卫生习惯、环境卫生条件及防疫措施等。对饮食服务行业、供水企业、托幼机构的工作人员要定期进行病原学检查和病后随访，及时发现病原携带者。

3. 受感染的动物　有自然疫源性疾病，如鼠疫、森林脑炎、钩端螺旋体病、狂犬病、炭疽等。也有以人为主的人畜共患疾病，如人型结核、阿米巴痢疾等。还有以人和动物作为终宿主和中间宿主的，如绦虫病。动物作为传染源的意义主要取决于人与受感染的动物接触的机会和密切程度，动物传染源的种类和密度，以及环境中是否有适宜该疾病传播的条件等。如家养宠物鼠造成的"猴痘"暴发。

（二）传播途径

传播途径（route of transmission）指病原体离开传染源，进入新的易感宿主前，在外环境中所经历的全部过程。常见的传播途径有：

1. 经空气传播（air-borne transmission）

（1）经飞沫传播　病人通过打喷嚏、咳嗽、说话等将病原体随飞沫排入环境，直接被传染源周围的密切接触者吸入引起传播；这种传播在一些人口密度大、通风不良和拥挤的公共场所较易发生。

（2）经飞沫核传播　飞沫失去水分只剩下由蛋白质和病原体组成的飞沫核，悬浮在空气中，并可造成远距离的传播。

（3）经尘埃传播　含有病原体的分泌物或较大飞沫落在地面，干燥后形成尘埃重新飞扬在空气中，被易感者吸入后感染。随地吐痰就是一种不卫生的习惯，痰中含有大量病原体，对环境造成污染。

2. 经水传播（water-borne transmission）　包括经被病原体污染的饮用水和经疫水传播。许多肠道传染病、部分人畜共患疾病及寄生虫病都可经水传播。

3. 经食物传播（food-borne transmission）　当食物本身带有病原体或受到病原体污染，又未经彻底消毒或生食、半生食时便可引起传染病的传播。

4. 接触传播（contact transmission）

（1）直接接触传播　指在没有外界因素参与下，传染源与易感者直接接触而发生的传播，如性传播疾病、狂犬病。

（2）间接接触传播　指易感者接触了被传染源的排出物或分泌物等污染的日常生活用品所造成的传播。被污染的手在间接传播中起重要作用。

5. 经媒介节肢动物传播（arthropod vector-borne transmission）

（1）机械携带传播 指媒介生物通过接触、反吐和粪便排出病原体，污染食物或餐具，媒介生物仅起机械携带作用。如伤寒、痢疾等肠道传染病的病原体可以在苍蝇、蟑螂等体表和体内存活数天。

（2）生物性传播 指病原体在节肢动物体内需要完成其生命周期的某个阶段后（如生长、发育或繁殖等）才具有传染性，这段时间称为外潜伏期。如疟原虫只有通过在按蚊体内进行有性生殖后才能感染易感者。

6. 经土壤传播（soil-borne transmission） 有些传染病可通过被污染的土壤传播。一些能形成芽孢的病原体（如炭疽杆菌、破伤风杆菌、气性坏疽杆菌等）可在土壤中存活数十年之久，通过破损皮肤进入易感者体内，引起感染。有些寄生虫卵从宿主排出后，需在土壤中发育到一定阶段（如钩虫卵发育成丝状蚴、蛔虫卵发育为含杆状蚴的虫卵等），才具有感染易感者的能力。土壤被污染的机会主要有：传染源的排泄物或因传染病死亡的人、畜尸体掩埋不当而污染土壤。

7. 医源性传播（iatrogenic transmission） 指在医疗、预防工作中，由于未能严格执行规章制度和操作规程，人为地造成某些传染病的传播。如医疗器械消毒不严格，药品或生物制剂被污染，使用了被病原体污染的血及血液制品等。

8. 围生期传播（perinatal transmission） 指在围生期病原体通过母体传给子代，也被称为垂直传播或母婴传播。

（1）经胎盘传播 受感染的孕妇经胎盘血液将病原体传给胎儿引起宫内感染。如风疹、艾滋病、梅毒和乙型肝炎等。

（2）上行性感染 病原体从孕妇阴道到达绒毛膜或胎盘引起胎儿宫内感染。如葡萄球菌、链球菌、单纯疱疹病毒等。

（3）分娩时传播 分娩过程中胎儿在通过严重感染的产道时可被感染。淋球菌、疱疹病毒等均可通过这种方式传播。

许多传染病可通过以上一种或多种途径传播。

（三）人群易感性

人群作为一个整体对传染病的易感程度称为人群易感性（herd susceptibility）。人群易感性的高低取决于该人群中易感个体所占的比例。当人群中免疫个体足够多时，由免疫个体构筑的"屏障"使传染源"接触"易感个体的几率减小，虽然此时还有相当比例的易感者存在，但新感染发生的概率却降至很低，从而可阻断传染病的流行，这种现象称为"免疫屏障"现象。有计划地对易感人群进行预防接种可以增强免疫屏障，阻断或预防传染病的流行。此外，传染病流行过后或隐性感染也可以降低人群易感性；而新生儿的增加、易感人口的迁入、免疫人口免疫力的自然消退以及免疫人口的迁出或死亡都可使人群易感性增高。

二、影响传染病流行过程的因素

传染病的流行依赖于传染源、传播途径和人群易感性这三个环节的连接和延续，任何一个环节的变化都可能影响传染病的流行和消长。三个环节连接往往受到自然因素和社会因素的影响和制约。

（一）自然因素

自然环境中的各种因素，包括地理、气象和生态等对传染病流行过程的发生和发展都有重要影响。

1. 对传染源的影响 某些自然生态环境为野生动物传染源的繁殖创造了良好条件，人类进入这些地区后感染。如鼠疫、恙虫病和钩端螺旋体病等。

2. 对传播途径的影响 寄生虫病和虫媒传染病对自然条件的依赖性尤为突出，大多数都具有明显的地区性分布和季节性增高的特点，如血吸虫病在南方有地方性流行区，该病与钉螺的分布一致；而黑热病则流行在我国长江以北有中华白蛉分布的地区；自然因素可直接影响病原体在外环境中的生存能力，如钩虫病主要发生在温暖、潮湿、多雨的夏季。近年来全球气候变暖带来了新的降雨格局，使湿地面积扩大，为蚊蝇孳生和钉螺的繁殖创造了条件；温度的上升也促进了媒介昆虫的繁殖生长，增强了其体内病原体的致病力，这些因素使局限于热带亚热带的传染病蔓延至温带。

3. 对人群易感性的影响 气候变化可通过降低机体的非特异性免疫力而促进流行过程的发展，如寒冷可减弱呼吸道抵抗力，炎热可减少胃酸的分泌等。

（二）社会因素

社会因素包括人类的一切活动，如人们的卫生习惯、卫生条件、生活条件、居住环境、人口流动、风俗习惯、宗教信仰和社会动荡等。社会因素对传染病的流行有双向影响。

我国通过建立完善的卫生防疫体系对传染病进行预防、管理和监控，消灭了天花，控制了人间鼠疫，并使其他传染病的发病率也降到了非常低的水平。国家还通过建立规范化的供水系统和排污系统，加强饮用水消毒，加强食品卫生监测，建设公共设施，开展群众性的爱国卫生运动等措施，极大地改善了卫生环境和生活环境，人民的健康水平得到了很大的提高。

1. 对传染源的影响 饮食谱和饮食方式的变化，使原来很少有机会与人接触的病原生物（尤其是野生动物所携带的病原生物）进入机体；野外探险、森林旅游等，使更多的人接触野外环境；家庭饲养宠物、不洁性行为、抗生素滥用导致的耐药，都可能导致传染病发生和流行；全球旅游业的急剧发展，航运速度的不断增快给传染源的控制带来困难，有助于传染病的全球性蔓延。

2. 对传播途径的影响 杀虫剂的滥用使传播媒介耐药性日益增强，如蚊媒对杀虫剂的普遍抗药，严重影响了灭蚊，从而引起了疟疾、登革热、黄热病等的流行。环境污染和森林砍伐改变了媒介昆虫的栖息习性，导致传染病的蔓延和传播。

3. 对人群易感性的影响 易感人口大量流动，为某些传染病的流行创造了条件，加强对流动人口传染病的预防和监控，是最有效的措施。

第三节　传染病的报告及社区预防与控制

一、传染病的报告

根据《中华人民共和国传染病防治法》和卫生部《突发公共卫生事件与传染病疫情监测信息报告管理办法》规定，凡执行职务的医务人员和检疫人员、疾病预防控制人员、乡村医生和个体开业医生皆为疫情责任报告人，中华人民共和国的每个公民都是义务报告人。

2008年修订的《中华人民共和国传染病防治法》，共规定了38种需报告的法定传染病。

2006年制定的《传染病信息报告管理规范》，其中规定各级各类医疗机构、疾病预防控制机构、采供血机构为责任报告机构；其执行职务的人员和乡村医生、个体开业医生均为责任疫情报告人。凡执行职务的医疗保健人员、卫生防疫人员包括个体开业医生皆为疫情责任报告人。

1. 强制管理的传染病 甲类传染病和乙类传染病中的肺炭疽、传染性非典型肺炎、脊髓灰质炎、人感染高致病性禽流感为强制管理的传染病，发现病人或疑似病人，或发现其他传染病和不明原因疾病暴发时，城镇应于发现后2小时内将传染报告卡通过传染病疫情监测信息网络报告；未实行网络直报的责任报告单位应于2小时内以最快的通讯方式（电话、传真）向当地县级疾病预防控制机构报告，并于2小时内寄送出传染病报告卡。农村不超过6小时。

2. 严格管理的传染病　其他乙类传染病为严格管理的传染病，发现病人或疑似病人和规定报告的传染病病原携带者在诊断后，城镇要求发现后6小时内进行网络报告，未实行网络直报的责任报告单位应于6小时内寄送出传染病报告卡。农村不超过12小时。

3. 监测管理的传染病　丙类传染病为监测管理的传染病，发现病人或疑似病人和规定报告的传染病病原携带者经诊断后，在24小时内进行网络报告；未实行网络直报的责任报告单位应于24小时内寄送出传染病报告卡。

二、传染病的社区防治

（一）经常性预防措施

1. 认真宣传防治传染病的卫生知识，充分利用广播、板报、宣传栏、图片和口头宣讲等方式，按季节有重点地进行宣传。让群众掌握预防和识别传染病的知识，加强自我保护。培养健康、科学的行为习惯和生活方式。

2. 在全社区开展经常性的消毒、杀虫、灭鼠工作，并铲除其孳生的条件；并加强社区家养宠物的卫生宣传工作。

3. 有计划地建设和改造社区公共卫生设施，对污水、污物、粪便进行无害化处理。

4. 改善社区公共饮用水卫生条件，加强二次供水的卫生管理。农村集户供水（农村自来水）水源附近，禁止有污水池、粪堆（坑）等污染源，禁止在饮用水水源附近洗刷便器和运输装粪便的工具。定期检查饮用水的消毒情况。

5. 社区医疗、预防、保健机构，必须严格执行有关的管理操作规程，杜绝传染病的医源性传播，建立、健全和完善消毒隔离制度。

6. 认真贯彻《中华人民共和国食品卫生法》，加强社区食品卫生监督管理，防止有害食品进入社区。

7. 做好计划免疫工作。国家对儿童实行预防接种证制度。社区给适龄儿童办理预防接种证，建立预防接种卡片，并按儿童计划免疫程序按时接种疫苗。对漏种儿童要及时补种，对外来流动儿童要查验预防接种证，并及时补种。

（二）疫情出现后的措施

1. 控制传染源

（1）病人　针对病人的措施应做到"五早"即早发现、早诊断、早报告、早隔离、早治疗。病人一经诊断为传染病或可疑传染病，就应按传染病防治法的规定实行分级管理。

（2）病原携带者　对病原携带者应做好登记、管理和随访至其病原体连续3次检查阴性后，才能解除管理。

（3）接触者　凡与传染源有过密切接触者应酌情采取措施，包括隔离观察、医学观察和应急接种或药物预防。

（4）动物传染源　对危害大且经济价值不高的动物传染源应予以捕杀、焚烧或深埋。对危害不大且有经济价值的病畜可予以隔离治疗。此外，还要做好家畜和家养宠物的预防接种和检疫。

2. 切断传播途径　是许多传染病防治的主要措施。肠道传染病通过粪便等污染环境，应加强对病人排泄物的消毒；呼吸道传染病通过痰和飞沫污染空气，通风和空气消毒至关重要；艾滋病可通过注射器和性活动传播，因此应大力推荐使用避孕套，杜绝吸毒和共用注射器；杀虫是防止虫媒传染病传播的有效措施。

（1）预防性消毒　对可能受到病原微生物污染的场所和物品施行消毒。

（2）疫源地消毒　疫源地（infectious focus）是指传染源排出病原体可能波及的范围，也即易感者可能受到感染的范围。范围较小的疫源地（如只有一个传染源）称为疫点，范围较大的疫源地称为疫区。疫源地消毒分为随时消毒和终末消毒。

对于强制性管理的传染病，对疫源地可进行必要的封锁，限制疫区与非疫区之间各种形式的交往。疫源地被确定以后，必须满足下列条件才能被解除：

（1）传染源已被移走（住院或死亡）或消除了排出病原体的状态（治愈）。

（2）传染源播散在环境中的病原体被彻底消灭。

（3）所有易感接触者经过该病的最长潜伏期没有新病例或新感染发生。

3. 保护易感者　包括预防接种、药物预防和个人防护。

4. 传染病暴发、流行的紧急措施　根据传染病防治法规定，在有传染病暴发、流行时，当地政府需立即组织力量防治，报经上一级政府决定后，可采取下列紧急措施：

（1）限制或停止集市、集会、影剧院演出或者其他人群聚集活动。

（2）停工、停业、停课。

（3）临时征用房屋、交通工具。

（4）封闭被传染病病原体污染的公共饮用水源。

（5）社区应按照当地政府的统一部署，采取相应措施。

第四节 计划免疫与生物接种

一、计划免疫（planned immunization）

（一）计划免疫的概念

计划免疫是根据疫情监测和人群免疫状况分析，按照规定的免疫程序，有计划地利用疫苗进行预防接种，以提高人群免疫水平，达到控制乃至最终消灭针对性传染病的目的。

（二）计划免疫方案

1. 扩大免疫规划（expanded programme on immunization，EPI） EPI 是全球的一项重要的公共卫生行动，始于 20 世纪 70 年代，目的是防治白喉、百日咳、破伤风、麻疹、脊髓灰质炎、结核病等传染病。EPI 重点在于提高上述六种疫苗在儿童中的免疫覆盖率，使每一个儿童在出生后都能按计划获得免疫接种。进入 20 世纪 90 年代后，EPI 的重点转移到对疫苗可预防疾病的控制、消除和消灭上。

我国 1980 年起正式加入 EPI 活动，《九十年代中国儿童发展规划纲要》提出：到 1995 年消灭野毒株引起的麻痹型脊髓灰质炎，消除新生儿破伤风。进入 21 世纪后，《中国儿童发展纲要（2001~2010 年）》要求全国儿童免疫接种率以乡（镇）为单位达到 90% 以上，并将乙型肝炎疫苗接种纳入计划免疫，并逐渐将新的疫苗接种纳入计划免疫管理。

2. 中国的计划免疫程序 主要内容是儿童基础免疫，即对 7 周岁及 7 周岁以下儿童进行卡介苗、脊髓灰质炎三价疫苗、百白破混合制剂和麻疹疫苗免疫接种，以及以后的适时加强免疫。最新的计划免疫还要求添加乙型肝炎疫苗，并在部分地区增加对乙型脑炎、流行性脑脊髓膜炎等的免疫接种工作。目前我国实施的儿童基础免疫程序见表 8-1。

表8-1	我国儿童的基础免疫程序				
接种年龄	疫苗名称				
	卡介苗	脊髓灰质炎活疫苗	百白破混合制剂	麻疹疫苗	乙型肝炎疫苗
新生儿	初种				1次
1月龄					2次
2月龄		1次			
3月龄		2次	1次		
4月龄		3次	2次		
5月龄			3次		
6月龄					3次
8月龄				初种	
1.5~2周岁		*	加强		
4岁		复服			
7岁	复种		白类加强	加强	加强
12岁	复种（农村）				

注：* 部分地区18~24月龄儿童作第1次复服，4岁第2次复服

二、生物接种

（一）生物接种的概念

将抗原或抗体注入机体，使人体获得对某些疾病的特异性抵抗力，从而保护易感人群，预防传染病的发生。生物接种又称为人工免疫。

（二）生物接种的种类

1. 人工自动免疫 将减毒或灭活的病原体、纯化的抗原和类毒素制成疫苗接种到人体内，使机体对相应传染病产生特异免疫抵抗力的方法，也称人工主动免疫（active immunization）。人工主动免疫的接种时间一般要求在传染病流行前数周进行或按计划免疫程序进行，从而使机体有足够的时间产生免疫反应。

2. 人工被动免疫 将含有抗体的血清或其制剂直接注入机体，使机体立即获得抵抗某种传染病的能力的方法，称为人工被动免疫（passive immunity）。

3. 被动自动免疫 在注射破伤风或白喉抗毒素实施被动免疫的同时，接种破伤风或白喉类毒素疫苗，使机体在迅速获得特异性抗体的同时，产生持久的免疫力。

儿童基础免疫在社区卫生服务中心按期进行；按照新的免疫程序每个孩子在1岁内要完成15针次免疫规划疫苗的基础免疫，在7周岁前要完成23针次的全程免

疫。接种后要注意观察，15~20 分钟后未出现异常反应方可离开。疫苗保存和携带要严格执行冷链制度，防止疫苗失效。

第五节　传染病的中医药防治

一、传染病的中医药防治策略和措施

中医学对传染病的认识可以追溯到《黄帝内经》或更久远的年代。在中华民族数千年的历史长河中，瘟疫不断地发生和流行，致使历代医家在反复的临床医疗实践和学术争鸣中不断探求其病源。汉代著名医家张仲景正是在疫病流行的年代，在对"伤寒"类疾病的诊疗过程中，完成了中医药治疗外感疾病的经典著作《伤寒杂病论》，形成了针对外感热病的辨证论治理论，明末医家吴又可大胆提出瘟疫的致病因素有别于外感六淫，是特殊的致病因素，如"异气"、"戾气"、"疠气"等，其传入人体的主要门户是口鼻，并特异性侵入有关脏腑组织。这是中医学对瘟疫性疾病致病规律的认识。中医学的特点就是善于把握疾病共性的发生规律。

中医药针对瘟疫性疾病预防要点主要是防患于未然、防病中变化、防病后反复。具体的防治措施：一是避其疫气；二是利用药物疗法和非药物疗法提高人体的正气；三是中医药在防治传染病过程中，还积累了许多行之有效、可重复性的"专方专药"。如《伤寒论》中的茵陈蒿汤治"阳黄"，葛根黄芩黄连汤治"热利"，白头翁汤治"湿热痢"，现分别用于病毒性肝炎、痢疾等肠道传染病也很有效。再如《摄生众妙方》荆防败毒散和《温病条辨》银翘散，治疗流感和发疹性传染病等有效。《东垣试效方》中普济消毒饮治疗急性腮腺炎、丹毒、猩红热等病毒、细菌感染疾病有效。

二、SARS 的中医药预防

WHO 曾指出，目前我们面临着有史以来最严重的疾病负担，传染病就是其中之一。SARS 的流行再一次说明，人类与传染病的斗争远没有结束。2003 年 SARS 流行时，中医药在其防治中发挥了极其重要的作用，国家中医药管理局组织中医药专家组制订了《非典型肺炎中医药防治技术方案（试行）》预防部分，有效地预防了SARS 的传播和流行，获得国家、世界卫生组织的好评。

第九章

慢性非传染性疾病的预防与控制

慢性非传染性疾病（noncommunicable disease，NCD）简称慢性病，是一组由多因素引起的无相互传播特性的病程较长的疾病，其代表性的疾病有恶性肿瘤、高血压病、冠心病、脑卒中、糖尿病、慢性阻塞性肺病等。

慢性病一般不具传染性，但某些慢性病与传染因素可能有一定的关系，或由慢性传染性疾病发展而来，如慢性活动性乙型肝炎可能是某些肝癌患者的病因。

据2006年我国部分城市和农村前十位主要疾病死亡原因的调查统计，城市和农村第一、二位的死亡原因分别是恶性肿瘤和脑血管疾病。慢性病已是我国城乡居民的主要死亡原因，严重威胁着人们的健康，影响了人们的生活质量，是造成残疾、丧失劳动能力的重要原因，加重了患者家属及社会的负担。随着传染性疾病的有效控制和人口老龄化的到来，慢性病已经成为全球的公共卫生问题。

第一节　慢性非传染性疾病的主要危险因素

慢性病的发生发展与危险因素的关系往往是"一因多果、一果多因、多因多果、互为因果"的，如吸烟与肺癌、高血压病、冠心病、脑卒中、慢性阻塞性肺病等疾病的发生均密切相关，而肺癌的发生除了吸烟是其重要的危险因素外，空气污染、维生素A类和β胡萝卜素的缺乏、职业致癌因子等因素在肺癌的发生中也起到了重要作用。研究表明，慢性病的危险因素有上百种，常见慢性病的主要危险因素有吸烟、酗酒、不健康饮食、静坐生活方式、血脂异常、高血糖和高血压等可改变的因素，另外还有一些不可改变的危险因素如年龄、性别、遗传和种族等，这些危险因素与常见慢性病的关系见图 9-1。

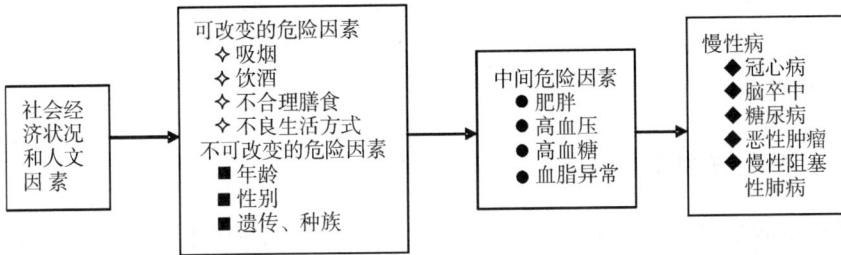

图 9-1　常见慢性病主要危险因素与疾病的关系

一、吸烟

吸烟（smoking）是一种成瘾性行为，它是许多慢性病的主要危险因素，是人类的第一杀手。据了解，全世界每年死于与吸烟有关疾病的人数高达 300 万，相当于每 10 秒钟就有 1 人死于吸烟。我国是世界上烟草生产和消费最大的国家，中国烟民的队伍在不断扩大，而且有大量的未成年者和妇女加入到其中，吸烟已成为严重影响我国人民群众健康的公共卫生问题。

吸烟可以造成以肺癌为首的多种癌症（包括口腔癌、食道癌、喉癌等）。另外，几乎所有的机体组织、器官或系统均可受到吸烟的影响，其中最敏感的部位是呼吸系统、循环系统、神经系统，免疫系统也会受到吸烟的破坏，使吸烟成为心脑血管疾病、糖尿病、慢性阻塞性肺病的主要危险因素。据全国疾病监测系统报告，我国肺癌的死亡率每年以 4.5% 的速度上升，肺癌患者 95% 以上有 10 到 20 年的吸烟史。而由吸烟引发的肺癌、心脑血管病、糖尿病等 25 种危及生命和健康的疾病，也呈逐年上升的趋势。每年我国约有 100 万人死于肺癌、慢性支气管炎和肺气肿等与吸烟相关疾病，高额的医疗费用已经给烟民家庭和国家造成越来越大的损失。

吸烟对女性会造成特殊的危害，吸烟妇女服用避孕药，会增加心脏疾病发作和下肢静脉血栓形成的机会；吸烟妇女的流产几率比不吸烟妇女大两倍，而且容易发生早产，造成婴幼儿期免疫功能降低，易罹患疾病；孕妇被动吸烟导致婴儿致畸率亦明显增高。

由于烟草的烟雾中含有大量的致癌物质，儿童吸入受到烟雾污染的空气后不仅可导致许多肺部疾病发生，而且与儿童的急性白血病、肝癌、大脑肿瘤、淋巴瘤的发生密切相关。

世界卫生组织明确指出 40% 的癌症是可以预防的，戒烟是预防癌症最有效的方法之一，它可减少 80% 以上的肺癌和 30% 的癌症总死亡率，同时还可减少慢性肺病、脑卒中、缺血性心脏病和肺结核等的发生。对吸烟者来说，早戒烟比晚戒烟好，即使中年戒烟，也会减少患癌症的危险。

二、静坐生活方式

静坐生活方式（physical inactivity）是工作、家务、交通行程期间或休闲时间内，不进行任何体力劳动或仅有非常少的体力活动。

由于交通工具的发展、工作现代化水平的提高和生活条件的改善，体力活动的缺乏已属普遍现象。静坐生活方式最直接的后果就是引起体重增加和营养分布不均衡，其与冠心病、糖尿病、脑卒中、乳腺癌、大肠癌、骨质疏松等疾病的发生均有关系。

对于从事静坐职业者，应积极进行体育锻炼，坚持中等强度的体力活动，如跳舞、骑自行车、慢跑、游泳、散步等，以提高生活质量，减少慢性病的发生。

三、酗酒

酗酒（excessive drinking）即是过度饮酒或饮酒成瘾。酗酒的危害主要包括两个方面：

1. 影响安全 饮酒会损害协调和判断力，引起家庭或工作场所的事故和意外伤害的发生。

2. 是某些慢性病的高危因素 酗酒与口腔癌、肝癌、食管癌、喉癌等癌症及级高血压、脑出血、肝硬化、抑郁症等疾病密切相关，对饥饿者、青年人、孕妇的危害更大。

另一方面，每天饮用天然红葡萄酒不超过 150g 可降低高血压、冠心病、脑卒中等心脑血管疾病的发生率，让人们活得更健康。

四、超重和肥胖

超重（overweight）和肥胖（obesity）形成的主要原因有：长期的营养过剩、缺乏体力活动、内分泌失调、遗传因素等，其中营养过剩和缺乏体力活动的生活方式是绝大多数肥胖的原因。

超重和肥胖的危害主要表现在：影响寿命。随着肥胖程度的增加，死亡率也增加。据报道，成人体重如超过应有体重的 14% 就有早亡的危险。肥胖者的冠心病、高血压、糖尿病发病率是正常体重者的 3 倍，癌症的发病率是正常体重者的 2 倍。肥胖还是脑卒中、高脂血症、呼吸道疾病、乳腺癌、结肠癌、胆结石等多种疾病的危险因素。

为减少肥胖的危害，控制体重是必不可少的手段，而改变膳食方式和结构，增加体力活动是控制体重的主要措施。

五、高血压

高血压（hypertension）是一种由血管神经调节障碍引起的动脉压力升高的慢性疾病，收缩压≥140mmHg 和舒张压≥90mmHg 或仅有收缩压≥140mmHg 即为高血压。据慢性病报告，全国有高血压患者 1.6 亿，1991~2002 年的 10 年间，高血压的患病率上升 13%，患病人数增加了 7000 多万。而另一方面，对高血压的知晓率、治疗率和控制率却很低，有 69.8% 的人不知道患病，治疗率仅为 24.7%，有效控制率只有 6.1%。

高血压既是一种最常见的心血管疾病，又是心脑血管疾病的危险因素，已成为我国居民健康的头号杀手。血压越高，发生心肌梗死、心力衰竭、脑卒中、肾脏疾病的危险性越高。

通过降低血压，可有效地预防心脑血管疾病的发生率，降低心脑血管疾病的死亡率。

六、血脂异常

血脂异常（dyslipidemia）包括血清总胆固醇（TC）、甘油三酯（TG）、低密度脂蛋白（LDL-C）增加，高密度脂蛋白（HDL-C）减少等变化。据慢性病报告，2002 年我国成人血脂异常患病人数达 1.6 亿，总患病率为 18.6%。

血脂异常是公认的引起冠心病及其他大动脉粥样硬化的危险因素，可导致心肌梗死、脑卒中和高血压的发生；血脂异常也是糖尿病发生大血管病变的主要危险因素，还可导致脂肪肝、胆石症、胰腺炎等疾病。

通过纠正血脂异常可有效地预防冠心病的发生。

第二节 慢性非传染性疾病的预防与控制策略及措施

绝大多数慢性病具有可治疗但不可治愈的特性，因此慢性病防治的目的是预防和控制慢性病的发生；降低慢性病的致残率和死亡率；提高患者的生活质量。实践证明，慢性病的发生和流行可通过三级预防得到控制，即通过对常见慢性病可改变的危险因素进行干预、对常见慢性病的筛检（screening）和对慢性病患者的管理和照料达到慢性病防治的目的。WHO 预测，目前全球死于心脑血管病的 1200 万人中，50% 可以通过控制其主要危险因素而避免。

慢性病的预防策略包括全人群和高危人群策略，预防措施包括公共卫生措施和临床措施。

一、慢性非传染性疾病的预防策略

（一）全人群策略

是面向全社会宣传，倡导全社会对健康的共同参与策略。由政府制定相应的卫生政策，通过健康教育、健康促进和社区干预等方法，在全人群中控制慢性病的主要危险因素，预防和减少慢性病的发生与流行。此策略属于一级预防。

1. 健康教育与健康促进 与其他卫生服务相比，健康教育与健康促进服务有成本低、收效好、普及广、可及性高等特点，是慢性病预防的一个主要策略。研究表明，有近60%的慢性病可以依靠行为干预、改变生活行为等手段避免或推迟发病。加强全民健康教育与健康促进工作，提高全民预防疾病和健康保健技能，实现中医倡导的"治未病"理念是慢性病健康教育与健康促进的重点工作内容。

2. 社区参与 无论是对一般人群实施的健康教育，还是对高危人群进行的干预，以及慢性病的康复均需要在社区进行。社区在慢性病的防治工作中有着临床医院不具备的明显优势，表现在社区具有健康人群、高危人群和病人三个不同层次的服务对象；具有相对稳定的人群构成；具有预防机构、医院和康复部门的共同参与；具有较完善的社会服务职能体系如卫生部门、居委会、公安、学校、工商等。因此社区参与是慢性病防治工作的基础，社区干预是慢性病综合防治的核心，社区卫生服务的开展，是慢性病预防策略得以实施的重要保证。我国首都钢铁公司开展社区群众性高血压防治，1974~1988 年脑卒中发病率从 155/10 万下降到 58/10 万，死亡率从 84/10 万下降至 18/10 万；大庆市开展 6 年的社区糖尿病随访干预措施证实，控制饮食和（或）增加锻炼可有效预防糖尿病。

（二）高危人群策略

是针对具有慢性病危险因素的人群开展的三级预防策略。对慢性病的高危人群开展重点的三级预防。对主要危险因素实施干预和监测，达到病因预防；进行高危人群筛检，以达到早期发现病人、早期诊断、早期治疗的二级预防目的；对慢性病患者进行规范化治疗和康复指导，以提高治疗效果，减少并发症和伤残，实现三级预防。

1. 一级预防 通过对高危人群进行健康生活方式和合理膳食结构的健康教育和健康促进，鼓励人们增加蔬菜、水果的摄入量，减少肉类、动物性脂肪的摄入，禁烟限酒，积极开展体育锻炼，从而达到祛除慢性病的主要危险因素，降低慢性病的发病率的目的。

2. 二级预防 通过对高危人群的普查和筛检，达到早期发现、早期诊断、早期治疗病人的目的。主要是针对 40 岁以上的心血管疾病高危人群开展定期测量血压、检测血脂、询问心绞痛病史、检查心电图等措施，检出高血压、冠心病病人；另外还有针对癌症开展的各种检查手段以使早期检出癌症病人。

3. 三级预防 主要是针对患病后所采取的预防措施，目的是促进生理、心理和社会功能的康复，防止病情恶化，减轻痛苦，减少致残，提高生存质量，延长寿命。

二、慢性非传染性疾病的预防措施

（一）公共卫生措施

通过开展慢性病流行病学特点的研究，发现慢性病的流行规律，筛选慢性病的危险因素，提出慢性病的预防措施。

（二）临床卫生措施

主要是帮助识别和评价慢性病的危险因素，建立和实施筛检试验，研究与选择最佳的治疗方案，观察与评价康复措施等。

第三节 社区内常见慢性非传染病的预防与控制

慢性病的防治对提高人们的生活质量显得尤为重要，而慢性病的防治重心在社区，慢性病的社区预防是慢性病防治最有效的手段。社区慢性病防治工作的好坏直接关系到慢性病防治的效果。

一、社区慢性病防治的基本原则

在卫生行政部门的统一领导下，以疾病预防控制机构为业务指导中心，以二、三级医疗机构为依托，以社区卫生服务机构为骨干，通过三级医疗保健网，实现病人、高危人群和一般人群的结合，疾病与危险因素的结合，一级预防为主，二、三级预防并重的社区慢性病综合防治目的。

二、社区常见慢性病的防治措施

高血压、心脑血管疾病、糖尿病和恶性肿瘤是社区常见的慢性病，其防治措施主要采取的是针对患者、高危人群和健康群体的三级预防策略。

（一）高血压

高血压不仅是心脑血管疾病的主要危险因素，而且高血压本身也会导致严重的心、脑、肾、眼底动脉等重要脏器的并发症。

1. 高血压的危险因素 遗传、年龄（40岁以上）、超重和肥胖、吸烟、不健康饮食习惯、酗酒、精神紧张、静坐生活方式等。

（1）遗传 高血压病人有明显的家族聚集性，父母均为高血压患者，其高血压的发生率为45%，而父母均正常者其发生率仅为3%，提示高血压有一定的遗传特性。

（2）年龄 高血压发病率随年龄增长而增加。有资料表明，我国高血压的年龄分布特点为4~14岁发病率为0.86%，15~20岁为3.11%，20~29岁为3.91%，30~39岁为4.95%，40~49岁为8.60%，50~59岁为11.38%，60~69岁为17.23%。由此可见，40岁以后发病率明显增加。

（3）超重和肥胖 研究资料显示，肥胖者高血压的发生率显著高于非肥胖者，随着BMI的增加，收缩压和舒张压水平也增加，BMI≥24和≥28者高血压的患病率分别是 BMI<24 的 2.5 倍和 3.3 倍。肥胖持续时间越长，发生高血压的危险越大，女性尤为明显。

（4）吸烟　有研究表明，吸一支烟后心率每分钟增加 5~20 次，收缩压升高 10~25mmHg。长期吸烟，能引起全身小动脉硬化，加重高血压。

（5）不健康饮食习惯　不健康饮食习惯主要是指偏好高盐、低钙、低钾、高脂等饮食。高盐膳食是高血压明确的重要致病因素之一，每天食盐摄入 15~20g 以上，84% 的成年人收缩压超过 140mmHg。低钙饮食可促进钠的升血压作用；钾的摄入量与血压呈负相关；高脂饮食可引起血管硬化加重高血压。

（6）酗酒　长期大量饮酒是高血压的重要致病因素之一。研究表明，男性持续饮酒比不饮酒者，4 年内发生高血压的危险增高 40%。

（7）其他　长期的精神紧张可致高血压的发生；静坐生活方式的直接结果是导致超重和肥胖，由此引起高血压。

2. 高血压的防治措施

（1）一级预防　贯穿于高血压防治过程的始终。积极开展高血压预防和保健知识的宣传，鼓励人们保持良好的生活方式；坚持锻炼，控制体重；合理饮食（限盐、减少脂肪摄入、节酒或不饮酒、增加钙钾的摄入）；戒烟；保持良好的心态和乐观情绪等将有助于控制高血压的发生。

（2）二级预防　通过开展社区人群高血压危险因素的调查，根据存在的危险因素进行针对性的健康教育，提高人们对高血压的危害及其严重后果以及如何防治等知识的知晓率，增强高血压诊治的自觉性和依从性，进而提高治疗率和控制率；并通过对具有高血压危险因素的人群进行以血压监测和危险因素控制为主的定期检查干预手段，早期检出高血压并及时治疗，达到二级预防的目的。

（3）三级预防　通过对高血压患者进行高血压及危险因素的登记管理，指导患者进行高血压自我管理（自我监测血压并做好服药与血压波动的记录）、动员家属参与并提供支持、定期随访高血压患者；实施规范有效地控制血压，控制危险因素，减少高血压患者心脑血管疾病的发生。

（二）心脑血管疾病

心脑血管疾病是一系列疾病的总称，最常见的有冠心病（coronary atherosclerotic heart disease）和脑血管疾病（cerebral vascular disease）。前者包括心绞痛（angina pectoris）、心肌梗死（myocardial infarction）和心脏猝死（cardiac sudden death）等；后者包括短暂性脑缺血发作（transient ischemic attacks，TIA）和脑卒中（cerebral apoplexy）。两者均是由动脉粥样硬化引起的。其中，心肌梗死和脑卒中是最常见而且严重的两种心脑血管疾病。

1. 心脑血管疾病的主要危险因素 血脂异常、高血压、糖尿病、吸烟、静坐生活方式、超重和肥胖、不合理膳食等。

（1）血脂异常 血脂异常是冠心病的重要危险因素。有资料表明，当血清总胆固醇（TC）>5.2mmol/L 时，冠心病发生的危险随 TC 的增高更明显，而血清 TC 主要存在于低密度脂蛋白（LDL-C）中，因此临床上主要以 LDL-C 作为监测指标；血清甘油三酯（TG）水平升高亦是冠心病的危险因素；高密度脂蛋白（HDL-C）却是冠心病的保护因素。血脂异常可增加脑卒中死亡的危险性。

（2）高血压 高血压对于冠心病和脑卒中均是重要的、独立的危险因素，并与其他危险因素有协同作用，对于老年人尤其危险。单纯收缩期高血压心脑血管疾病发生率明显高于收缩期和舒张期血压均高的病人，收缩压的作用大于舒张压。

（3）糖尿病 糖尿病是心脑血管疾病的重要危险因素，Framingham 对年龄在36~62 岁的 5209 人进行了长达 20 年的研究观察，结果表明，在糖尿病患者中，无论男女，不同年龄组，其心血管病的发病率都是糖尿病组高于非糖尿病组，而且女性糖尿病患者冠心病的发病危险性明显高于男性。国内研究表明，糖尿病使脑卒中患病危险增加 2.6 倍，其中缺血性脑卒中危险增加 3.6 倍。

（4）超重和肥胖 超重和肥胖可使冠心病的多种危险因素（如血清 TC 升高、HDL-C 降低等）同时出现，增加冠心病的发病危险，BMI 每增加 1，冠心病的发病危险增加 12%；男性腹围增加和女性 BMI 增高是脑卒中的独立危险因素，肥胖者缺血性脑卒中发病的相对危险度为 2.2。

（5）吸烟 吸烟是公认的心脑血管疾病的危险因素，心脑血管疾病患病率随吸烟量的增加而增加，长期被动吸烟也可增加心脑血管疾病发病的危险性。研究结果表明，大量吸烟者比不吸烟者冠心病的发病率高 2.6 倍以上。吸烟者发生缺血性脑卒中的相对危险度为 2.5~5.6。

（6）其他 静坐生活方式、不合理膳食等可通过促进血脂异常、高血压等危险因素的发生而增加心脑血管疾病发生的危险性。各种心脏病均与脑卒中的发生密切相关。

2. 心脑血管疾病的防治措施

（1）一级预防 通过健康教育和健康促进宣传心脑血管疾病的预防和保健知识，明确疾病的可预防性，培养群体的参与意识。宣传应注重强调平衡膳食（控制热量、限制脂肪食盐的摄入、提供充足的膳食纤维等）、适当有氧运动对预防心脑血管疾病的重要意义，并积极戒烟、控制体重、防治高血压、糖尿病和给予降低 LDL-C 的治疗，高血压患者应戒酒。

（2）二级预防　开展社区危险因素的调查，以血压、血糖、血脂监测和危险因素控制为主，定期进行健康体检，及时发现患者，及时治疗，并进行登记管理。

（3）三级预防　对心脑血管疾病的患者及其危险因素进行登记管理；对患者的高血压、糖尿病进行监测和有效治疗；开展康复治疗和护理，防止复发，提高生活质量。

（三）糖尿病

糖尿病不仅可引起严重的并发症如糖尿病酮症酸中毒、高渗性非酮症糖尿病昏迷、心血管病变、肾脏病变、神经性病变等，而且是心脑血管疾病的危险因素，可使男、女性的疾病危险分别增加 1 倍和 2 倍。

1. 糖尿病的危险因素　遗传、超重和肥胖、静坐生活方式、高血压、不合理膳食、既往确诊有糖耐量减低或糖耐量受损、患妊娠糖尿病的妇女等。

（1）遗传　无论是 I 型还是 II 型糖尿病都与遗传因素有关。正常人患糖尿病的几率为 1%～5%，但糖尿病患者子女的患病几率则为 8%～10%，如果父母亲患有糖尿病，其子女发生糖尿病的机会明显高于正常人，而且随年龄的增长发病率也在增加。糖尿病有遗传的易感性。

（2）超重和肥胖　肥胖是 II 型糖尿病独立的高危因素之一，80%～90% 的 II 型糖尿病患者伴有超重或肥胖。体重的增加与患 II 型糖尿病的危险性高度相关，超重和肥胖者患 II 型糖尿病的危险分别是体重正常人的 2.4 倍和 3.4 倍。

（3）静坐生活方式　静坐生活方式是糖尿病患病的危险因素之一。运动最少的人与最喜欢运动的人相比，其 II 型糖尿病的患病率要高 2～6 倍，糖尿病患病率随体力活动的增加而下降。

（4）糖耐量受损　糖耐量受损是糖尿病重要的危险因素之一。WHO 和国际糖尿病联盟已正式将糖耐量受损认定为 II 型糖尿病的高危因素。

（5）不合理膳食　不合理膳食作为 II 型糖尿病的危险因素主要表现在高热能饮食习惯。所谓高热能饮食即是高热量、高脂肪、高蛋白、少膳食纤维的饮食，它可导致营养过剩，引起肥胖，与 II 型糖尿病的发生有关。临床研究证实，高纤维膳食对糖尿病具有防治作用，可显著或非常显著地降低糖尿病患者的空腹血糖、餐后血糖及 24 小时尿糖等；降低程度与食品中纤维含量正相关。

（6）妊娠　妊娠合并糖尿病，可在原有糖尿病的基础上合并妊娠；或妊娠前为隐性糖尿病，在妊娠后进展为临床糖尿病；或妊娠后新发糖尿病，凡以上三种情况均称妊娠糖尿病（gestational diabetes mellitus，GDM）。妊娠引起的糖尿病，通常在妊娠期发生，分娩后可转为正常，但以后发生糖尿病的机会将逐年增加。调查表明，孕妇有妊娠糖尿病的，20年后成为真正糖尿病患者的概率为30%～40%。

（7）高血压　循证医学的证据表明，糖尿病与高血压几乎相当于"姐妹病"，互为因果，两者均与不健康的生活方式密切相关。

2. 糖尿病的防治措施

（1）一级预防　通过健康教育和健康促进宣传，提高人群对糖尿病危害的认识；提倡健康的生活方式和合理膳食；加强锻炼；预防和控制肥胖。

（2）二级预防　对社区人群糖尿病的危险因素进行调查；通过普查、筛检和定期体检及时发现糖耐量减低或糖耐量受损者和糖尿病患者，并积极治疗，预防并发症的发生。

（3）三级预防　对糖尿病患者进行登记；积极有效地控制血糖的同时控制其他心血管疾病的危险因素；提高患者对糖尿病的认识，学会血糖的自我监测；采取规范合理的综合治疗手段（饮食治疗、体育锻炼和药物治疗），保持血糖稳定，预防并发症，提高生活质量。

（四）恶性肿瘤

恶性肿瘤是危害人们生命健康的严重疾病。目前我国恶性肿瘤的发病人数每年160万左右。2006年全国死亡原因调查资料显示，恶性肿瘤已是引起我国城市和农村居民的首要死亡原因。

1. 恶性肿瘤的主要危险因素

（1）自然环境因素　人类癌症的发生80%～90%与环境因素有关，其中化学因素占90%，其他因素包括物理损伤（紫外线、电离辐射）和生物因素（遗传、病毒感染）等。

已证实的化学致癌物有数十种，其中一半以上是多环芳烃类化合物，毒性最大的是苯并芘，污染也最严重，空气、家庭烹调油烟、烧烤和熏制食品、吸烟的烟雾中都含有苯并芘。苯并芘可致肺癌、皮肤癌、喉癌、胃癌等恶性肿瘤。其他已证实的化学致癌物如苯可致白血病、砷可致皮肤癌和肺癌、石棉引起间皮瘤、氯乙烯单体与肝癌密切相关，等等。

电离辐射可引起白血病、恶性淋巴瘤、多发性骨髓瘤等恶性肿瘤，紫外线与皮肤癌的发生密切相关。

乙肝病毒感染与肝癌、EB病毒与鼻咽癌、单纯疱疹病毒Ⅱ型与宫颈癌等病毒感染与恶性肿瘤之间均有密切的关系。现代遗传学研究证明，在全部恶性肿瘤中，有遗传倾向的占5%左右，主要表现为家族聚集性的特点，如结肠癌、乳腺癌、视网膜母细胞瘤、白血病等。

（2）社会环境因素　不良行为生活方式（吸烟、饮酒、膳食因素）、精神因素等。

吸烟与恶性肿瘤的关系已是不争的事实；膳食因素中动物脂肪和肉类可增加乳腺癌、结肠癌、前列腺癌的患病机会，存在于霉变谷物中的黄曲霉素已证实可致肝癌，烟熏、腌制食物含过量的亚硝胺增加了胃癌发生的危险，缺少纤维素的食物，增加结肠癌的患病危险等均反映不合理膳食与恶性肿瘤的关系；饮酒与口腔癌、咽癌、喉癌、直肠癌有关，长期酗酒是肝癌的发病因素之一，酒中的致癌物主要是亚硝胺；长期精神紧张、绝望是导致恶性肿瘤的重要心理因素，忧郁、内向、易怒、孤僻等个性特征与恶性肿瘤的发生有一定的关系。

2. 恶性肿瘤的防治措施

（1）一级预防　确定社区环境中的致癌因素，改善环境，提供保护措施，加强防癌健康教育，劝告人们改变吸烟、酗酒、高盐腌制和烟熏食物、高脂等不良生活行为方式，控制常见具有致癌性的病毒感染。

（2）二级预防　通过分析、登记高危人群的危险因素，确定可干预因素，加强对易感人群的监测；通过健康教育使人们掌握恶性肿瘤的早期表现并给予及时诊治；通过筛检及时发现癌前病变和患者，并及时治疗。

中国科学院根据我国的情况，提出下列十大症状，作为引起人们对恶性肿瘤注意的警号：①身体任何部位，如乳腺、颈部或腹部出现肿块，尤其是逐渐增大的；②身体任何部位，如舌头、口腔颊黏膜、皮肤等处没有外伤而发生的溃疡，特别是经久不愈者；③中年以上的妇女出现不规则阴道流血或分泌物增多；④进食时胸骨后闷胀、灼痛、异物感或进行性加重的吞咽不顺；⑤久治不愈的干咳或痰中带血；⑥长期消化不良、进行性食欲减退，消瘦，又未找出明确原因者；⑦大便习惯改变，或有便血；⑧鼻塞、鼻衄，单侧头痛或伴有复视；⑨黑痣突然增大或有破溃、出血，原有的毛发脱落；⑩无痛性血尿。

常见的癌前病变：黏膜白斑、皮肤角化症、皮肤慢性溃疡、瘘管、黑痣等皮肤和黏膜癌前病变；肠、胃、食管、子宫颈的息肉；子宫颈糜烂、外翻；萎缩性胃炎、胃的胼胝体溃疡；肝硬化等。及时对癌前病变进行治疗可预防恶性肿瘤的发生。

（3）三级预防　对患者进行登记管理；为患者提供综合治疗方案，提高患者的生存意识，积极配合治疗；进行术后康复指导和早期心理护理，提高治愈率；预防和早期发现肿瘤转移并及时处理；开展无疼痛治疗和临终关怀，提高生存质量。

第十章
伤害与残疾的社区预防

第一节　伤害的概述

目前，伤害已成为严重威胁人类健康与生命安全的重要公共卫生问题，也是世界各国的主要死亡原因之一。根据世界卫生组织的报告，伤害与传染病、慢性非传染性疾病已成为危害人类健康的三大疾病负担。2003 年全球死因的构成，慢性非传染性疾病 58.9%（3300 万人）、传染病 32.1%（1800 万人）、伤害 8.9%（500 万人）。2003 年中国死因构成，慢病 77.8%（700 万人）、传染病 11.1%（100 万人）、伤害 11.1%（100 万人）。中国几乎承担了全球伤害负担的 20%，68% 的伤害死亡属于意外伤害，32% 是故意伤害。

一、伤害的概念

伤害（injury）可以是有意识的（如自杀、谋杀、暴力），也可以是无意识的（如车祸、溺水、跌倒等）。

美国疾病预防控制中心（CDC）给伤害下的定义是："由于运动、热量、化学、电或放射线的能量交换，在机体组织无法耐受的水平上，所造成的组织损伤或由于窒息而引起的缺氧称为伤害。"该定义是以躯体组织损伤和机能障碍为标准进行界定的，它为世界各国的伤害研究提供了一个相对固定的标准定义，使得不同地区和人群的伤害研究可以进行比较，故应用较为广泛。该定义的缺点是：无法反映伤害造成的精神损伤。因此比较完整的伤害定义应为：由于运动、热量、化学、电或放射线的能量交换超过机体组织的耐受水平而造成的组织损伤和由于窒息而引起的缺氧，以及由此引起的心理损伤统称为伤害。

此外，在实际的伤害研究过程中，需要根据伤害的定义和研究的实际情况来制定可操作性强的伤害诊断标准（或称之为操作性定义）。1986 年美国国家统计中心提出的伤害操作性定义为：所谓伤害必须到医疗机构诊治或活动受限一天。1998 年，国内学者建议我国伤害的操作性定义为：凡具有下列情况之一者：①到医疗机构诊治，诊断为某一种伤害；②由家人、老师或其他人做紧急处置或看护；③因伤请假半天以上。

二、伤害的分类

（一）按造成伤害的意图分类

1. 故意伤害（intentional injuries） 是指有目的、有计划地自害或加害于他人所造成的伤害。主要包括自杀或自害（suicide/self-harm）、他杀或加害（homicide/assault）、虐待（maltreatment，abuse）、疏忽（neglect）、斗殴（fight）、行凶（perpetrate）、遗弃（abandonment）、与酒精和毒品消耗相关伤害（alcohol and drug and consumption-related injury）、暴力性的加害和战争（sexual assault war）。

2. 非故意加害（unintentional injuries） 是指无目的（无意）造成的伤害。主要包括交通伤害（trattic injuries）、中毒（poisoning）、坠落/跌倒（falls）、医疗事故（misad-venture of medical care）、失火和烧伤/烫伤（fire and burn/scald）、溺水和窒息（drowning or suffocation）、运动与休闲伤害（sport and leisure injuries）、产品（消费品）伤害（product，consumer goods injuries）、职业伤害（occupational injuries）和其他，如碰撞/打击伤、割/刺伤、叮咬伤、电击伤、火器伤、训练伤、爆炸伤、气压伤等。

（二）按伤害发生的地点分类

1. 道路伤害 该伤害发生的最常见原因是撞车。引起此类伤害最常见的危险因素是违反交通规则、饮酒过量、车速过高及夜间行车等。

2. 劳动场所伤害 主要发生在工作场所，或由于工作环境中某事件所造成，主要伤及躯干。

3. 家庭伤害 主要发生在家庭内的伤害。

4. 公共场所伤害 凡是发生在公共场所的伤害均属此类。

（三）按伤害的性质分类

1. 国际疾病分类 根据 WHO1992 年《国际疾病分类》第十次修订本（International Classification of Diseases，ICD-10）的分类系统确定伤害的性质，同时参照 ICD 的损伤及中毒外因的补充分类进行分类是目前国际上比较公认和客观的分类。我国卫生部 2002 年开始正式推广 ICD-10。其中对伤害的分类有两种体系，卫生领域常按伤害部位分类（S00-T97）（见表 10-1），临床上则更多地使用伤害性质分类（V01-Y98）（见表 10-2）。

表 10-1 ICD-10 按伤害发生部位分类

伤害发生部位	ICD-10 编码	伤害发生部位	ICD-10 编码
所有部位伤害	S00-T97	脊柱、皮肤、血管损伤及异物进入	T08-T19
头部损伤	S00-S09	烧伤、灼伤及冻伤	T20-T35
颈部、喉部及气管损伤	S10-S19	各类中毒、药物反应及过敏反应等	T36-T65、T88
胸部损伤	S20-S29	自然和环境引起的伤害	T66-T78
腹部、会阴、背及臀部损伤	S30-S39	伤害并发症、医疗意外及并发症	T79-T87
肩及上肢损伤	S40-S69	陈旧性骨折及损伤	T90-T96
下肢损伤	S70-S99	中毒后遗症	T97
多部位损伤	T00-T07		

表 10-2 ICD-10 按损伤与中毒的外部原因分类

损伤与中毒的外部原因分类	ICD-10 编码	损伤与中毒的外部原因分类	ICD-10 编码
损伤与中毒的全部原因	V01-Y98	暴露于自然力量下	X30-X39
交通事故	V01-V99	有毒物质的意外中毒	X40-X49
跌倒	W00-W19	过度劳累、旅行及贫困	X50-X57
砸伤、压伤、玻璃和刀刺割伤、机械事故	W20-W31、W77	暴露于其他和未特指的因素下	X58-X59
火器伤及爆炸伤	W32-W40	自杀及自残	X60-X84
异物进入眼或其他腔口、切割和穿刺器械损伤	W41-W49	他人加害	X85-Y09
体育运动中的拳击伤及敲击伤、动物咬伤或动、植物中毒	W50-W52 W53-W59、X20-X29	意图不确定的事件	Y10-Y34
		刑罚与战争	Y35-Y36
潜水或跳水意外、溺水	W65-W74	药物反应、医疗意外、手术及医疗并发症	Y40-Y84
窒息	W75-W84	意外损伤后遗症及晚期效应	Y85-Y89
暴露于电流、辐射、极度环境气温及气压下	W85-W99	其他补充因素	Y90-Y98
火灾与烫伤	X00-X19		

2. 中国疾病分类（Chinese Classification of diseases，CCD）　我国卫生部于 1987 年参照 ICD-9 分类的标准，制订了中国 CCD 损伤和中毒外部原因分类（见表 10-3）。

表 10-3　　　　　　　　　　中国 CCD 损伤和中毒外部原因分类

内　容	CCD-87 编码	内　容	CCD-87 编码
损伤和中毒全部原因	E1	意外机械窒息	E9
机动车辆交通事故	E2	砸死	E10
机动车辆以外交通事故	E3	机械切割和穿刺工具意外事故	E11
意外中毒	E4	触电	E12
意外跌落	E5	其他意外效应和有害效应	E13
火灾	E6	自杀	E14
自然和环境因素所致事故	E7	他杀	E15
溺水	E8		

三、伤害的特点

1. 伤害是一个严重威胁人群健康的世界性公共卫生问题，是威胁人们健康的主要因素之一。

2. 伤害的威胁将会呈持续上升的趋势。

3. 伤害是人类的主要死亡原因之一。

4. 伤害是威胁劳动力人口健康与生命的主要原因。

5. 伤害具有常见、多发、死亡率高、致残率高的特征。

6. 伤害是低年龄人群的首位死因。

7. 其中自杀对社会的危害比较大。

8. 伤害造成的直接和间接经济损失巨大。

四、伤害的流行病学特征

中国伤害死亡的特征是居死因第五位，其中自杀占 30%，死亡率居全球之首；车祸 20%，死亡率居世界前列；溺水 13%。伤害是农村高于城市，农村以自杀为第一位，占 32%；城市以车祸为第一位，占 32%。中国交通伤害死亡的特征：我国每天约有 300 人死于车轮之下，车祸死亡率为 14/10 万，每年以 10% 的增幅上升。淹死是第三位伤害死因，是 1~14 岁儿童的首位致死原因。中国道路交通伤害流行情况，公安部统计数字（2003 年）：共发生交通事故 667507 起，死亡 104372 人，受伤

494174 人，直接经济损失 33.7 亿元，死亡率 10.8/万车。道路交通伤害已经成为我国男性和城市居民的第一位死亡原因。

儿童伤害死亡情况，1995~2001 年，0~14 岁儿童伤害死亡率为 30.30/10 万，农村儿童伤害死亡率为 35.40/10 万，城市为 7.63/10 万，农村儿童伤害死亡率显著高于城市。男性儿童伤害死亡率为 36.01/10 万，女性为 24.14/10 万，男性高于女性，7 年来，0~14 岁儿童伤害死亡率总体呈下降趋势。1~14 岁儿童伤害死亡中，淹溺、机动车辆交通事故是主要死亡原因，其中 1~4 岁、5~9 岁、10~14 岁儿童伤害死亡分别占 76.92%、74.60%、60.55%，淹溺、机动车辆交通事故是农村 1~14 岁儿童的主要死因，城市为淹溺、其他事故的有害效应、意外跌落、机动车辆交通事故。

意外机械性窒息居婴儿死因的首位，占婴儿伤害死亡的 47.48%，其他事故的有害效应为第二位死因，占 22.30%。农村婴儿死亡以意外机械性窒息为主，城市死亡以其他事故有害效应为主，占城市婴儿死因的 71.42%，其次为意外机械性窒息。

第二节　伤害的预防策略与措施

一、伤害预防的一般策略

由于伤害同疾病一样，威胁着人群的健康。因此，流行病学中疾病防治的策略同样适用于伤害的预防。

1. 全人群策略　针对全人群，可以对社区居民、工厂职工、学校师生开展伤害预防的健康教育。这一策略目的旨在提高全民对伤害的认识和预防伤害重要性的认识，进而提高每个人的伤害预防意识，加强自我保护。

2. 高危人群策略　对伤害的高危险人群有针对性地开展伤害预防教育与培训。比如对学校的学生进行交通安全、防火、防电和溺水的专题健康教育，就可以使这些伤害的易发人群降低暴露的危险。

3. 健康促进策略　如针对工作场所的伤害现象，可以采取工作场所健康促进项目。即通过：①把伤害预防纳入企业政策；②由雇员与雇主共同讨论建立一个安全的工作环境；③通过岗位培训和职业教育加强工人的伤害预防能力；④通过投资改善不合理的生产环境；⑤明确雇主和雇员在职业伤害预防中的责任；⑥共同参与伤害预防活动等，使工作场所的伤害得以有效地控制。

二、伤害预防的 Haddon 十大策略

1. 预防危险因素的形成　如禁止生产有毒、致癌杀虫剂，宣布禁止进口或销售潜在性有害物质，亦可达到消除危险物形成的目的。

2. 减少产生危险因素的数量　如为了预防车祸，限制车速；限制城市游泳池跳台的高度；限制武器使用范围，禁止私人藏有武器；有毒物品应采用小包装，安全包装等。

3. 预防已有危险因素的释放或减少其释放的可能性　如在美国应用儿童安全药物容器盛放药物，防止儿童误食药引起的中毒；浴盆不要太滑，以防跌倒。

4. 改变危险因素的释放率及其空间分布　可减少潜在性致伤能量至非致伤水平，如儿童勿穿易燃衣料缝制的睡衣，防止火灾烧伤；机动车司机及前排乘客应使用安全带及自动气囊等。

5. 将危险因素从时间、空间上与被保护者分开　如为预防车祸，要求行人走人行道，自行车走慢车道，汽车走快车道；戴安全帽，穿防护服、防护背心，戴拳击手套等。

6. 用屏障将危险因素与受保护者分开　如用绝缘物把电缆与行人隔开。

7. 改变危险因素的基本性质　机动车内突出的尖锐器件应改成钝角或软体，以防撞车触及人体导致伤害；加固油箱防止撞车时油箱破裂、漏油造成火灾。

8. 增加机体对危险因素的抵抗力　如对血友病及骨质疏松症患者，防止机械性伤害发生。

9. 对已造成的损伤提出针对性控制与预防措施　如加强现代化通讯设施，路旁设有报警电话，让急救中心派车将受伤者运走，实施抢救措施，减少残疾率和死亡率。

10. 使伤害患者保持稳定，采取有效治疗及康复措施　如保证提供良好的救治条件及措施减少伤残与死亡。

三、伤害预防的措施

（一）伤害预防的干预措施

伤害预防与控制的根本在于设计、立法、监督和教育，政府行为的作用是不言而喻的。国外学者把伤害作为一项政府行为进行干预，即四"E"干预，其主要内容为：

1. 工程干预 (engineering intervention) 目的在于通过干预措施影响媒介及物理环境对伤害发生的作用。

2. 经济干预 (economic intervention) 目的在于用经济鼓励或罚款手段影响人们的行为。

3. 强制干预 (enforcement intervention) 目的在于用法律及法规措施来影响人们的行为。

4. 教育干预 (educational intervention) 目的在于通过说服教育及普及安全知识来影响人们的行为。

(二) 伤害预防的一般措施

1. 政府应有事故预防和安全管理的协调机构。

2. 卫生行政部门必须把伤害的预防纳入疾病控制规划中，逐步把伤害与传染病防治和慢性病控制相提并论。

3. 在医疗卫生领域中建立起学科间合作。伤害一般分为三个阶段：伤害前阶段（是否发生）、伤害阶段（最初严重程度）、伤害后阶段（结局）。因此措施应包括预防伤害发生（一级预防）、院前急救与医院治疗（二级预防）、社区康复（三级预防）。把健康促进、自救互救、现场调查、临床救护、功能恢复和基础研究结合起来。

4. 应该有伤害研究机构或伤害预防的控制中心，培养伤害防治专业人员。

5. 把伤害预防作为社区卫生服务的一项内容。

6. 开展伤害监测，建立伤害数据库、伤害信息网络，为居民提供防治伤害的咨询。

7. 加强国际合作，学习其他国家好的经验。

第三节　伤害的社区预防

伤害的三级预防包括预防发生、院前急救和医院治疗、社区康复。此项工作大部分落实在社区，因此降低伤害的危险因素，增加保护因素，控制意外伤害，已成为全科医师的重要任务之一。

一、常见伤害的预防与控制

(一) 烧、烫伤的预防与健康教育

1. 沐浴时应先放冷水后放热水，勿把幼儿单独留在浴缸内，以免开启水龙头而发生烫伤。

2. 切勿在做饭中途离家外出或睡觉，以免燃烧中的火引燃附近可燃物品造成火灾。

3. 切勿在床上及沙发上吸烟或点蚊香，以免燃着床铺或沙发，引致火灾。

4. 建筑物的安全通道应保持畅通，勿堆放杂物。

5. 如有火灾应用湿毛巾捂住口鼻，禁乘电梯，应从楼梯逃生。

6. 夏季外出应戴草帽遮阳，野外操作人员应穿长袖上衣、长裤，避免晒伤。

(二) 溺水的预防与健康教育

1. 在社区内广泛宣传游泳常识，配合中小学校做好初学游泳人员的安全教育。

2. 下水的个人应熟知水域情况和救护设施，并尽量在有他人在场的情况下入水。下水前要做准备活动，以防下水后发生肌肉抽搐。一旦腓肠肌痉挛，应及时呼救，同时将身体抱成一团，浮出水面，深吸一口气，将脸浸入水中，将痉挛下股的母趾用力往前上方拉，使母趾翘起来，持续用力至剧痛消失。反复吸气和按摩痉挛疼痛部位，慢慢向岸边游。

3. 教育孩子不要在河边、池塘边玩耍，尤其是学龄前儿童。

4. 不会游泳者一旦落水，保持冷静，设法呼吸，等待他救机会。具体方法：采取仰面体位，头顶向后，尽量使口鼻露出水面，切不可将手上举或挣扎，否则更易下沉。

5. 发现有人溺水时，若救护者不熟悉水性，可迅速投下绳索、竹竿等，让溺水者抓住，再拖上岸；熟悉水性者应从挣扎的溺水者背后游近，用一只手从背后托住其头颈，另一只手游向岸边。救护时防止被溺水者紧紧抱住，如已被抱住，应放手自沉，使溺水者手松开，再进行救护。

6. 有关机构入夏前应检查游泳池，检查江、河、湖、海边浴场的深浅水情况，竖立标牌。对急救人员进行技术培训。

7. 针对水上作业人员的作业特点，进行安全教育，严格遵守操作规程。

(三) 中毒的预防与健康教育

1. 加强中毒预防的宣传教育，向社区居民宣传防止各种生活源性意外中毒的防

范知识。

2. 正确储存家庭中的毒物及潜在毒物，如农药、家用洗涤剂、化学品、药物等，防止儿童误食。

3. 保持厨房空气流通，夜间睡眠时厨房内可开一扇窗。

4. 通风不良的空调车内汽车尾气产生的 CO 亦可使人中毒，应定时打开车窗，以使空气流通。

5. 冬季沐浴时小心使用燃气热水器，宜选择对流平衡式。尤其是老年体弱者应当在家中有人时洗澡。

6. 室内用煤炉取暖，要设置排废气的烟道。

7. 食物不宜放置时间过长，应吃新鲜卫生的食物，不要误食有毒的动植物性食物。

（四）一般外伤、多发性创伤的预防与健康教育

1. 严格遵守交通规则，驾驶机动车应使用安全带，骑摩托车应戴头盔，切勿疲劳及酒后驾车。

2. 注意交通安全，行人穿越马路要走人行横道线。

3. 高空作业要遵守安全生产规则，勿违规操作机器。

4. 有视、听功能障碍及 75 岁以上的高龄老人，外出应有人陪同。

5. 卫生间、厨房地面及浴盆应防滑，浴盆应设有扶手。

6. 不让儿童独自在阳台上玩耍，在危险处应设防护栏。

（五）电击伤的预防与健康教育

1. 普及安全用电知识，家庭或单位的电器用品应由专业人员正确安装，定期维护，应有可靠的接地及有短路保护装置线路。

2. 雷电天气，不要在露天场地或荒郊野外站立或工作，不要在大树下或金属顶棚下停留，应寻找室内避雨。

3. 幼儿应有专人看管，不要让儿童接触电线、插座。接上电源的电器尽可能放在儿童不能触及之处。

二、儿童意外伤害的预防与健康教育

随着中国社会与经济的发展，儿童意外伤害的发生率快速上升，已成为儿童死亡的主要原因。"如何预防控制儿童意外伤害的发生"已经成为一个专门的课题，引

起了广大儿童工作者、医学工作者与家长的高度重视。

儿童意外伤害的种类繁多，如跌伤、割刺伤、耳鼻喉及气管食管异物、烧烫伤、触电、药物中毒、溺水、交通事故、落入洞坑、打斗伤、煤气中毒、窒息、缠绕伤、砸伤、绞伤等等。要有效地防范儿童意外伤害的发生，首先要对造成儿童伤害的原因进行分析与归纳。

(一) 儿童意外伤害的影响因素

儿童意外伤害的原因非常复杂，其融合了客观与主观、社会与家庭等各方面的因素。造成儿童意外伤害的原因主要有以下几方面：

1. 社会经济的发展　中国社会经济与科学技术快速发展，儿童医疗卫生保健也同步得到了极大的提高。随着新的治疗方法、检验手段、药物与疫苗等等治病与防病方法的层出不穷，以往那些对儿童生命带来巨大威胁的肺炎、破伤风等传染性疾病均得到有效的控制。但社会经济发展也带来人们生活方式的改变，家用电器的普及、城市建筑的高层化、交通工具如汽车的大幅度增多，都大大地增加了儿童意外伤害的发生。

2. 儿童安全知识普及不够，大多数儿童缺乏足够的安全意识　中国现行的教育体制是忽视安全与意外防范知识的教育，这种教育方式直接的结果是：儿童普遍存在安全意识与意外防范知识的缺乏，从而使他们容易对生活中可能出现的危险无意识或无法进行有效的规避。

3. 儿童监护人防范儿童意外的意识薄弱　儿童监护人如儿童家长与老师缺乏儿童极易发生意外的安全意识，从而在儿童日常生活与学习过程中未能做到时时留意、刻刻当心。同时，儿童监护人本身就对儿童安全知识缺乏了解，对儿童安全问题缺少关注。这些家长或老师往往过高地估计了儿童自身对意外的防范能力，错误地认为儿童懂得自我保护，使许多本可以防患于未然的儿童意外发生。

4. 儿童养育方式的影响　现在的儿童绝大部分为独生子女，家长对他们"全方位保护"的养育方式，使这些儿童本该自己完成的活动由家长全部代劳。这样就剥夺了儿童应该通过实践来提高自我保护能力的机会，其结果是儿童对危险缺乏防范能力，发生了许多不该发生的事故。

5. 儿童身体机能的影响　儿童正处于身体机能不断完善的阶段。他们体能发育不全、运动机能较差、体质较弱、对速度反应较慢。这些身体机能上的缺陷都使儿童在生活中较易出现骨折、车祸、溺水、坠落等意外伤害。

6. 儿童游戏机会与玩具的增多　经济水平的提高给儿童带来的一个直接收获是：

游戏场与玩具的增多。但在儿童游戏场玩耍时，如果没有对游戏设施进行良好的维护、没有事先对儿童进行一定的游戏安全教育，儿童游戏意外的发生率将大大提高。

同样，在儿童可以接触到更多玩具的同时，如果家长或老师没有挑选符合国家标准的玩具、没有根据儿童的年龄段挑选合适的玩具、没有在儿童接触玩具之前对玩具的细小零件、附加绳索等小物件进行仔细的检查，儿童也非常容易出现误吞、绕颈等各类意外。

（二）儿童意外伤害的预防与健康教育

针对儿童意外伤害的诸多影响因素，社区全科医务工作者要向儿童监护人大力宣传防范这些因素的措施：

1. 儿童监护人应首先树立"安全第一"的意识。儿童监护人应加强儿童安全方面的知识学习，为儿童创造良好的生活与学习环境。同时这也为向儿童传授安全与意外防范知识打下了基础，创造了条件。如果父母和看护人能悉心照顾儿童并确保其周围环境安全，那么很多严重的意外伤害事故是完全可以避免的。

2. 应让儿童远离火源、厨灶、电灯、火柴和家用电器。

3. 幼儿喜爱攀爬。因而应保证楼梯、阳台、屋顶、窗户和玩耍场所的安全，以防止儿童跌落。

4. 刀具、剪刀、锋利的物体、碎玻璃都有可能导致严重的意外伤害。应把这些物体放置在儿童拿不到的地方。

5. 幼儿喜欢将东西放入嘴中。应把细小物品放置在他们拿不到的地方，防止小孩吞下导致窒息。

6. 切勿将毒药、药品、漂白剂、酸剂和液体燃料（如煤油）储存在饮用水瓶中。应将此类物品储存在贴有明显标签的容器中。并避免儿童看到或拿到。

7. 儿童在不到2分钟的时间内就可能被淹死，哪怕在很少量的水中。因此切勿让儿童单独待在水中或水边。

8. 5岁以下的儿童在公路上遭遇车祸的可能性较大。所以一定要有人陪伴，并应从他们刚学会走路就教会他们交通安全的注意事项。

第四节　残疾及其预防措施

残疾给人们带来痛苦，给家庭造成不幸，在某种程度上也成为社会的负担。估计在世界人口中，至少有 25% 的人受到残疾带来的不利影响。现代康复技术尽管相当先进，但仍不能解决全部的残疾问题。因此，对残疾采取积极的预防措施，是降低致残率，减少残疾带来的不良影响的关键。

一、残疾的分类

残疾（disability/handicaps）是指造成不能正常生活、工作和学习的身体上和（或）精神上的功能缺陷，包括程度不同的肢体残缺、感知觉障碍、生活障碍、内脏器官功能不全、精神情绪和行为异常、智能缺陷。我国 1987 年对一般意义上的残疾按发生部位分为：视力残疾、听力语言残疾、智力残疾、肢体残疾、精神病残疾、多重残疾和其他残疾。是人的身体一级的失调。反映损伤给器官功能和个人活动所造成的后果。中国台湾称"伤残"，香港称"弱能"。联合国世界卫生组织按残疾的不同程度和影响，提出以下解释：

1. 残损（Impaiment） 是指不论何种病因，在心理上、生理上、解剖结构或功能上的任何丧失或异常。它是有关器官结构和系统功能异常的生物医学概念，是一种在器官水平上的障碍，如关节疼痛、活动受限、呼吸困难、忧虑等。

2. 残疾（Disability） 是指由于缺损等原因使人的能力受限或缺乏，以至于不能在正常范围内和以正常方式进行活动。它是以功能为导向的概念，根据活动完成情况反映残损的后果，是个体水平上的障碍。

3. 残障（Handicap） 是指由于残损或残疾，限制或阻碍一个人充当正常社会角色（按照年龄、性别、社会和文化的因素）并使之处于不利的地位。它是社会的概念，反映个人与周围环境和社区的相互作用以及他对上述情况的适应。残障本身难以通过医疗康复减轻，也难以定量测量。

二、残疾的特点及其主要影响因素

（一）残疾的特点

2006 年我国第二次残疾人调查结果显示，目前，我国残疾具有以下 3 个特点：

1. 我国残疾人口总量增加 全国各类残疾人总数为 8296 万人，1987 年全国第一次残疾人调查的结果是各类残疾人总数为 5164 万人。

2. 残疾人口占总人口数的比例上升 2006 年残疾人占全国总人口的比例为 6.34%，1987 年残疾人占全国总人口的 4.9%。

3. 残疾类别结构变化 与 1987 年比，以肢体残疾的比重上升幅度最大，而听力语言残疾占残疾人口的比重略有下降，智力残疾人口的比重显著下降。城市地区肢体残疾、听力残疾和精神残疾所占的比例高于农村地区，而智力残疾、视力残疾、语言残疾和多重残疾则相反。

（二）影响残疾的主要因素

1. 我国人口总量的增加　是残疾人总量增加的重要因素。我国人口总数由 1987 年的 10 亿多上升到 2006 年的 13 亿多。

2. 我国人口年龄结构老化　是残疾人比例上升的最大因素。2005 年中国 60 岁以上的人口比重是 11%，比 1987 年增加 2.5%。这次抽样调查的结果，60 岁以上的老年残疾人增加了 2365 万，占到总增加人数的 75.5%。老年人由于生理机能衰退、脑血管疾病、骨关节病、痴呆等发病率和致残率较高。同时，随着老年人口、高龄人口的增加，残疾风险提高。

3. 残疾标准和评定方法略有调整　本次调查的残疾标准和残疾评定方法，参照国际最新标准并结合我国国情进行了修订。

4. 其他社会因素的影响　既有导致上升也有导致下降的因素。一方面，经济的发展促成残疾预防、医疗保健、康复、大众教育等工作的强化，有效地预防或减少了一些致残的发生。另一方面，随着工业化和城镇化进程的加快，人口流动频繁，人们工作节奏加快，以及生产安全事故、交通事故和环境污染等因素的影响，都不同程度地增加了残疾的风险，从而导致残疾人口的增加。

三、残疾的预防与社区干预

我国卫生工作的方针是"预防为主"，残疾人的康复工作同样应遵循这一原则。各种统计资料表明，残疾的发生及其带来的后果已成为全球性的严重问题，残疾的预防工作已引起人们的广泛关注。

（一）形成残疾的主要因素

1. 传染性疾病　如肺结核、脊髓灰质炎、乙型脑炎、流行性脑脊髓膜炎、沙眼、麻风病等。

2. 营养不良　全世界的残疾人中，约有 1 亿是由于营养不良所造成的。在我国仅部分地区较显著，但在某些发展中国家已成为最主要的致残原因，特别是 5 岁以下儿童的发生率最高。据联合国统计，全世界每年约有 25 万儿童因严重缺乏维生素 A 而致盲。蛋白质严重缺乏可引起智力发育迟缓；维生素 C、D 严重缺乏可引起骨骼畸形和病变，营养不良使机体抵抗力下降，易患各种疾病，因而也导致发生残疾的可能性增加。

3. 先天性发育缺陷　如先天性大脑发育不全、智力发育迟缓、先天畸形、先天性聋哑等。据统计，全世界残疾人中约有 1 亿是由于先天性发育缺陷造成的。1987年我国残疾人抽样调查表明，视力残疾儿童因遗传致残的几乎占一半，听力和智力残疾各占 1/10，肢体残疾儿童受遗传因素影响较少，但也占 4%。

4. 意外事故　如交通事故、安全生产事故、体育运动中的意外损伤等。据统计，世界上每年约有 300 万人由于交通事故造成损伤，其中一半成为残疾人。其他意外事故，如战争、天灾、运动损伤等致残人数也约有 300 万人。

5. 慢性病和老年病　目前，我国 60 岁以上老人已有 8700 多万，各种慢性病人，如患心肺疾患、肿瘤、脊柱和关节疾病、脑血管病等的人数都有增加的趋势。

6. 其他因素　如药物中毒、酒精中毒以及环境污染等某些社会、心理因素。

（二）残疾的预防原则

在世界卫生组织的倡导和推动下，人们对世界范围内的残疾预防工作形成了如下的共识性原则：

1. 建立非致残环境　这是预防残疾最主要的问题。武装冲突环境是一个严重的致残环境。近年来因武装冲突而致残的儿童就有数以百万计。极度贫困环境也是一个致残环境，贫困不仅是残疾易造成的结果，也是促发残疾的原因。

2. 全面实施，抓好重点　从国家方面说，以发展中国家为重点；从年龄层次说，以预防儿童残疾为重点；从预防层次看，重点放在一、二级预防，着眼于预防致残性伤病的发生；对于已发生的可能致残的伤病，则要早期发现，早期干预，采取根治性或矫治性措施，以免发生功能性障碍，甚至形成残疾或残障。

3. 要有立法保障，形成国家计划　从法律上肯定残疾预防工作应有的地位，保证某些预防措施的强制执行，如制定有关优生优育的法规、安全生产、药品管理、交通管理、环境保护法规等。

4. 要以社区为基础　世界卫生组织提倡以"综合模式"预防残疾，即通过初级卫生保健的综合卫生工作（保健、预防、治疗、康复），达到预防残疾的目的。

5. 宣传教育　通过科学知识宣传教育，使群众掌握残疾的预防知识和方法，而且形成自觉行动。

（三）残疾的三级预防

1. 一级预防　一级预防旨在减少各种损伤的发生。即预防各种致残因素的出现、预防致残疾病、预防意外事故的发生。其措施应包括：

（1）预防接种，防止某些传染性疾病的发生。

（2）预防先天性残疾，防止近亲婚配，做好优生优育的宣传工作及围产期保健。

（3）防止营养不良，改善生活条件，指导合理营养，纠正营养不良。

（4）减少慢性病及老年病的致残因素，及时诊断、治疗与康复，开展适合于老年人生理与心理特征的医疗保健康复活动。

（5）防止意外事故的发生，制定各种规章制度，采取安全措施，进行安全教育。

（6）合理用药，限制或停止吸烟、饮酒。

（7）创造稳定的社会环境，和睦的家庭内部关系以及健全的心理状态。

一级预防是解决残疾问题最有效的方法，靠治疗、疗养和康复往往得不到完全满意的结果，因此，应把一级预防放在首位。

2. 二级预防 二级预防旨在限制或逆转由损伤造成的伤残。即在损伤及疾病发生后，早期发现、早期治疗，以减少残疾的发生。其措施应包括：

（1）*药物治疗各种疾病* 如结核病、耳感染、癫痫、精神病、高血压、糖尿病等。

（2）*非药物治疗* 如采取运动治疗、作业治疗、语言治疗等，以减轻残疾的程度。

3. 三级预防 三级预防旨在防止残疾转化为残障。即当已出现功能缺损后，采取措施预防残障的发生，以减少给个人、家庭、社会造成的不良影响。其措施应包括：

（1）*各种康复治疗* 如运动治疗、作业治疗、生活自理能力训练、心理治疗等。

（2）*康复工程的应用* 提供矫形器、假肢、生活自助具等。

（3）*开展职业康复* 如职业咨询、指导、评价、训练、安置等。

（4）*开展教育康复* 提供教育机会，开展适合各种不同类型、不同年龄特点的教育。

（5）*社会康复* 如改变社会及家庭对残疾人的态度，提倡理解、尊重、关心、帮助残疾人；促进残疾人婚姻美满、家庭幸福；提供适宜的交通工具及无障碍建筑设施等。

（四）残疾的社区干预措施

1. 社区残疾的干预措施 残疾干预分为非药物干预和药物干预。残疾的非药物干预主要通过改善残疾患者及其高危人群的不合理生活方式，降低危险因素水平，达到预防和控制残疾的目的。残疾非药物干预包括体育锻炼、戒烟、平衡心理等内容。

2. 社区残疾干预的工作措施

（1）每半年在残疾病人中举办一次残疾健康知识讲座。

（2）设立社区残疾健康宣传栏。

（3）开展残疾病人管理及药物治疗。

第 十 一 章

社区临床预防服务与健康管理

临床预防服务（clinical preventive services）是一种临床与预防一体化的卫生服务，是在临床条件下，对健康者和无症状"患者"实施个体的预防干预措施来预防疾病和促进健康。而健康管理（health management）是对个体或群体整个生命过程的健康危险因素进行监测、分析、评估及干预的过程。临床预防服务和健康管理都是以健康为核心的，目的都是为了预防疾病和促进健康，但两者存在一定的区别，前者强调的是一种卫生服务，主要由医务人员来实施；后者强调的是一种管理，即生命全程的危险因素管理，实施者除医务人员外，还包括健康管理师、营养师、心理咨询师等。从范围上来说，后者涉及的领域应该更广。

第一节　社区临床预防服务

健康与疾病之间是一个连续的过程，从低危状态到疾病发生、发展到结局之间无截然的分界点，这表明要有效预防疾病与促进健康，需要临床与预防服务一体化。全科医师立足社区，开展连续性、综合性的卫生服务，在开展临床预防服务中，可以实现疾病预防和临床干预的无缝结合（见图11-1），最终实现临床预防和治疗的一体化。

一、社区临床预防服务的内容

社区临床预防服务是全科医师在社区或家庭场所为社区居民提供个体化预防干预措施。它不仅是临床与预防一体化的卫生服务，而且是我国社区卫生服务工作的

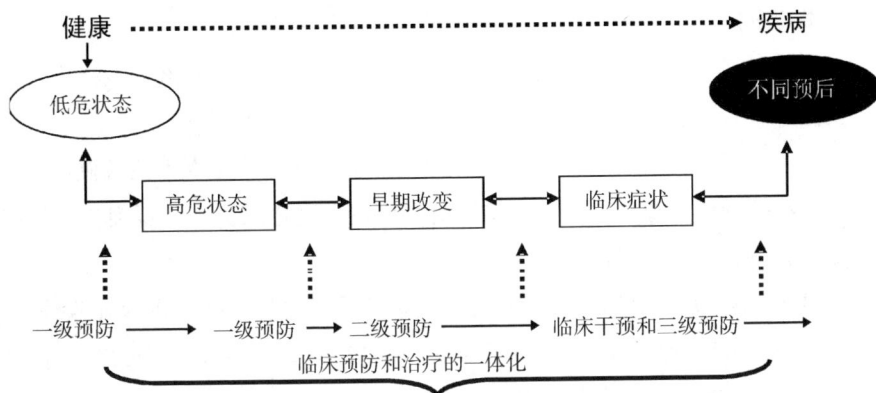

图 11-1　疾病预防及临床干预策略

主要内容之一。其服务内容主要包括求医者健康咨询（health counseling）及行为干预（behavioral interventions）、筛检（screening）、免疫接种（immunization）、化学预防（chemoprevention）等。儿童和成人在具体服务项目上存在较大差异。

（一）成人临床预防服务的主要内容

1. 求医者健康咨询与行为干预　对求医者的健康咨询是全科医师与病人交流的一种具体形式，也是社区临床预防服务不可缺少的环节。通过健康咨询，全科医师可以了解病人的健康状况和可能存在的健康危险因素，帮助病人改变和克服不利于健康的行为，使之采取有益于健康的行为；通过健康咨询还可以帮助病人了解自身健康问题的性质以及疾病的发生、发展、转归情况，加强遵医嘱行为，采取有助于自身疾病控制的有效的预防保健措施，提高服务质量。因目前疾病是以不良行为及生活方式导致的慢性非传染性疾病为主，所以对成人建议开展的健康咨询与干预内容主要包括吸烟咨询及干预、酗酒咨询及干预、合理膳食咨询及干预以及体育运动等。

2. 筛检　指运用快速、简便的体格检查或实验室检查等手段，在表面健康人群中发现可能患病的人或可能有健康缺陷的人，以便早发现、早诊断、早治疗，属于第二级预防措施。临床预防服务中的筛检具有较强针对性，根据服务对象年龄、性别以及机体状态不同，来确定不同的健康筛检项目、次数与间隔时间等。目前常用的成人筛检项目有：

（1）乳腺癌筛检　建议 40 岁以上女性每年接受 1 次乳房临床检查。有条件时

50~75 岁妇女每 1~2 年进行 1 次乳腺钼靶摄影检查以及时发现乳腺癌。若直系亲属中有绝经前患乳腺癌史，建议在 40 岁前应进行乳房临床物理检查。

（2）宫颈癌筛检　建议已婚的所有女性每 1~3 年进行一次脱落细胞涂片（Pap，又称巴氏涂片）检查，如果检查结果正常，可以到 65 岁停止检查。

（3）结肠直肠癌筛检　建议 50 岁以上所有成人每年进行 1 次大便隐血试验或不定期进行乙状结肠镜检查以早期发现结肠直肠癌变。高危人群（有肠息肉、溃疡史或家族史者）筛检年龄可提前。

（4）高血压筛检　对年龄≥18 岁成人经常性测量血压：既往血压（收缩压/舒张压）<130/85mmHg 者，每 2 年测血压 1 次；在 130~139/85~89mmHg 之间者，每 1 年 1 次；≥140/≥90mmHg 者检查更需频繁。

（5）血脂紊乱筛检　对年龄≥35 岁男性、年龄≥45 岁女性及具有高危因素（糖尿病、有家族史等）的年轻人，定期进行血总胆固醇和高密度脂蛋白检测，一般每 5 年 1 次，对于已有血脂异常或血脂接近异常者，应缩短筛检间隔；对于血脂测定一向正常的人可适当延长间隔。

（6）2 型糖尿病筛检　对生活压力大、血脂高及血压高的人群定期检测血糖。

（7）肥胖筛检　对所有成人每 2 年测量一次身高、体重以对肥胖进行筛检，筛检标准是 BMI（体重指数）：23≤BMI<28 为超重，BMI≥28 为肥胖 ［BMI = 体重（kg）/身高（m²）］。

（8）骨质疏松筛检　对年龄≥65 岁女性或年龄在 60~64 岁之间具有高危因素（低体重、吸烟、有家族史等）的女性，建议进行骨密度检查。

3. 免疫接种　免疫接种是指用特异性抗原或抗体使机体获得对疾病的特殊免疫力，是提高人群免疫水平的一种特异性预防措施，也是一项费用低、效果好的预防手段。全科医师应根据成人免疫方案，对社区内成人进行免疫接种，并建立接种档案。目前建议开展的成人免疫接种项目主要有：对 50 岁以上成人每年进行 1 次流感疫苗的免疫；对 65 岁以上的老年人进行至少 1 次的肺炎球菌疫苗免疫；对所有成人每 10 年进行 1 次百日咳、白喉、破伤风加强疫苗免疫；对活跃的男性同性恋、静脉注射毒品者和其他乙肝高危感染者进行乙肝疫苗免疫等。

4. 化学预防　化学预防是指对无症状的人使用药物、营养素（包括矿物质）、生物制剂及其他天然物质作为第一级预防措施，以提高人群抵抗疾病的能力，防止某些疾病。现在建议使用的化学预防方法有：使用雌激素预防绝经后妇女发生骨质疏松和心脏病；使用阿司匹林预防心脑血管疾病危险增加者发生心脏病、脑卒中等；

补充含铁物质预防育龄或怀孕的妇女发生缺铁性贫血；使用他莫西芬预防乳腺癌高风险妇女发生乳腺癌；对孕期妇女补充叶酸预防神经血管缺陷婴儿出生等。

(二) 儿童临床预防服务的内容

1. 儿童健康咨询与干预 主要咨询内容有：生长发育状况、合理膳食情况等，通过行为干预以建立良好饮食习惯，纠正偏食、挑食等不良行为。

2. 筛检 儿童筛检项目包括：①儿童血铅水平筛检：年龄在 1~5 岁，具有铅中毒高危因素的无症状儿童可检测血铅水平以早期发现铅中毒。但因铅在体内可贮存于骨中，血铅水平不能准确反映机体内铅的总水平，因此开展儿童血铅水平筛检，应根据具体情况进行。②新生儿听力筛检：世界部分国家对新生儿听力进行常规筛检，但有很多听力筛检阳性的新生儿后来被发现听力正常。因此新生儿听力筛检目前证据不充足。③儿童及青少年超重筛检及干预：对儿童及青少年超重进行筛检及干预，可预防成年后某些慢性病（如高脂血症等）的发生。④学龄前儿童语言发育迟缓筛检：可对学龄前儿童语言发育情况进行筛检，以反映全身发育情况和认知能力。⑤五岁以下儿童视力障碍筛检：建议对 5 岁以下儿童开展弱视、斜视及视觉敏锐度缺陷筛检。

3. 免疫接种 可按照我国儿童基础免疫程序开展免疫接种工作，见第七章。

4. 化学预防 和一般成人不同，儿童对某些无机盐（钙、铁等）和维生素的需要量更多，因此应结合临床实际情况，必要时对儿童额外补充这类物质，以预防某些疾病的发生。如对饮水缺氟的 6 个月以上学龄前儿童需补充氟添加剂防龋齿；对处于快速生长期的 6~12 个月幼儿补充铁预防缺铁性贫血，补充维生素 D 制剂预防佝偻病等。

综上所述，临床预防服务内容较广，包括了多种疾病、危险因素的预防控制措施。对每一种服务措施，美国临床预防服务工作组制订了推荐临床预防服务内容表（表 11-1）。可供全科医师在临床预防服务工作中参考。

二、个体健康危险因素评价及干预

1. 个体健康危险因素评价 是研究个体危险因素与疾病之间数量关系的一种方法，是将生活方式等危险因素转化为可测量的指标，预测个体在未来一定时间发生疾病或死亡的危险性。在社区临床预防服务中，全科医师要利用健康危险因素评价来帮助病人预测健康状况，及时识别危险因素以改变不良生活方式增进健康。进行个体健康危险因素评价，首先要收集个人行为与生活方式及环境因素中存在的各种危险因素，同时要注意掌握疾病遗传史、既往史、历年的健康检查记录及实验室检查结果，全科医师可据以上结果预测可能发生的疾病及其可能性大小，并为下一步对危险因素的个体化干预提供依据。

2. 个体健康干预 是指在特定的时期内，依据求医者的年龄、性别及危险因素而制订的一系列干预措施。如儿童的免疫接种计划、吸烟者的戒烟计划、肥胖者的体重控制计划等。个体健康干预通过干预手段，帮助个体建立健康的生活方式和行为习惯，降低发病危险性，进而预防疾病。如果服务对象已经确诊患有某病，应积极配合医生的治疗。在治疗期间，个人健康干预内容也要适当调整，应以医院治疗和康复为主。此外，个体健康干预内容在制订时，要注意服务对象的可接受性，尽量做到经济化、形象化、大众化，以提高服务的效率。

三、社区临床预防服务对全科医生的要求

全科医师是社区临床预防服务的最佳执行者。全科医师的工作既不同于专科医师也不同于公共卫生人员，他们执行的是临床和预防一体化的服务，要在社区中提供连续性、综合性、协调性和个体化的预防服务，这种工作的性质和内容势必对他们提出更高的要求：

1. 专业知识 要求全科医师既要掌握临床医学知识，又要掌握一定的预防医学知识。这样，才能在日常医疗实践中，树立预防为主的思想，并应用预防手段来提高社区人群的健康水平，以真正实现临床与预防的一体化。

2. 社会活动能力 要求全科医师具备很强的社会工作能力，要善于表达与沟通，能与社区居民及其家庭建立良好的关系。从而能教育社区居民及其家庭改变不良的行为方式和生活习惯，鼓励个人及其家庭建立正确的健康观念，并促使个人及其家庭对自己的健康负责。

3. 服务时间和地理位置 要求全科医师进行全天候、全方位的服务。全科医师作为社区成员，既是临床预防服务的提供者，又是社区居民的朋友。因此他们面向社区居民，就诊、咨询、检查、治疗等都应不受时间与地理位置的限制。

4. 服务内容和服务方式 要求全科医师提供连续性、综合性的服务。全科医师对所辖社区居民的健康负有长期的、相对固定的责任。因此，要在健康向疾病演变的各个阶段中，为社区居民提供连续性、综合性服务，即生命全过程的集医疗、预防为一体的卫生服务。

5. 开展三级预防 要求全科医师在社区能按照"三级预防"策略做好临床预防

服务，且把工作重点放在一级和二级预防上。全科医师要能对所有社区居民，在疾病发生、发展的各个时期以及对个人、家庭发展的各个阶段上开展不同的临床预防服务。

第二节　社区健康管理

社区健康管理是以全科医师为核心，包括社区护士、心理咨询师、健康管理师、营养师等，以社区居民为对象，对健康和疾病的危险因素进行检测、评估和干预的管理过程，是一种前瞻性的社区卫生服务。作为一种生命全程的管理过程，其服务对象应包括所有社区人群——一般健康人群、高危人群、现患病人群、残疾人群等。通过对服务对象进行有效的健康管理，可促进社区人群的健康和生命质量提高，并可大大降低服务对象因健康问题而造成的医疗费用支出。所以，社区健康管理是以较少的投入获得较大的健康效应，增加了社区卫生服务的效益。

一、社区健康管理的基本步骤

一般来说，开展社区健康管理，首先要收集社区居民的个人健康信息资料，其次是进行健康及疾病风险性评估，即根据所收集的个人健康信息资料，对个人的健康状况和未来患病或死亡的危险性进行量化评估。最后进行健康干预。即在前两部分的基础上，以多种形式来帮助个人采取行动、纠正不良的生活方式和习惯，控制健康危险因素，实现个人健康管理计划的目标。

1. 健康调查与体检　健康调查与体检是健康管理的第一步，可为健康评估和干预提供必要的事实依据。通过健康调查与体检，可了解健康管理服务对象的目前健康状况和存在的危险因素情况，为今后的管理服务提供基本信息。调查内容包括年龄、性别、种族、职业、遗传因素、心理因素、社会因素、行为及生活方式、个人就医需求、医疗资源的可及性等；体检内容包括身高、体重、血压、血糖、血脂、心电图等。调查与体检的项目选定应按照早发现、早干预、早治疗的原则来进行，并需根据调查和体检结果为每个服务者建立个人健康档案。必要时应对主要健康危险因素进行定期、不间断的测量、观察和记录，即周期性健康检查，以掌握其动态变化趋势。

2. 健康风险评估　健康风险评估是在健康调查与体检的基础上，进行综合分析，评价管理对象健康与否、健康程度、健康风险等问题，即根据所收集的个人健康信息，对个人的健康状况及未来患病或死亡的危险性用数学模型进行量化评估。常用的健康风险评价一般以死亡为结果。由于技术发展及健康管理需求的改变，健康风险评估已逐步扩展到以疾病为基础的危险性评价，因为后者能更有效地使个人理解危险因素的作用，并能更有效地实施控制措施和减少费用。随着信息技术的发展，现在可以利用健康风险评估信息系统来进行健康风险评估并给出健康风险评估报告。评估报告一般包括个人报告和人群报告。个人报告一般包括健康风险评估的结果和健康教育信息。人群报告则一般包括对受评估群体的人口学特征概述、健康危险因素总结、建议的干预措施和方法等。通过以上健康风险评估过程，制订个性化的健康管理处方，以预防和干预疾病的发生、发展，促进管理对象的健康。

3. 健康危险因素的干预 健康管理的目的在于消除危害健康的危险因素，促进被管理者的健康。因此，有效干预危害健康的危险因素是健康管理的重点和关键。在明确个人患病的危险性及疾病危险因素分布的基础上，即可通过个人健康改善的行动计划及指南对不同危险因素实施个体化的健康指导。其内容包括指导被管理者建立健康的生活方式，降低健康危险因素，以及对亚健康状态和疾病积极进行干预或治疗等。与一般健康教育和健康促进不同的是，健康管理过程中的健康干预是个性化的，即根据个体的健康危险因素，由全科医师、社区护士等进行个体指导，设定个体目标，并动态追踪效果。

二、社区健康管理模式

全科医师可以充分利用社区内外各种资源，应用健康教育、健康体检、膳食指导和运动锻炼等各种干预措施，为社区居民提供健康管理服务。目前，在社区医疗机构开展健康管理，可与大医院以治疗为主的服务形成互补，形成不同的经营特色，有利于增强其市场竞争力。结合我国社区卫生服务的特点和需要，社区健康管理可按以下四种具体模式进行。

1. 一般人群管理 通过对社区所有居民进行调查，建立和完善个人健康档案。通过收集一般人群的先天性遗传因素、家族史及后天的行为和生活方式等资料，评价未来患病风险；通过积极开展健康教育与健康咨询，并对一般人群的行为及生活方式进行持续性干预和监测，引导一般人群采取健康的行为与生活方式。

2. 高危人群管理 通过对一般人群管理所获得的信息进行分析，筛选出患某病的高危人群，通过对社区高危人群积极采取健康改善措施，如定期进行防治慢性病的知识讲座与宣传，给予高危人群健康生活方式的指导，对高危人群定期健康体检等，降低患病风险。对于恶性肿瘤、高血压、糖尿病这样一些慢性疾病，早期没有明显的症状，发展过程也很缓慢，如能及时采取措施进行干预，可以避免这类疾病的发生或可使病情减轻，从而降低卫生资源的浪费。

3. 现患人群的管理　对正处于患病状态人群的医疗需求和医疗服务进行指导，辅助临床决策。对那些慢性病现患病人进行标准化、档案化的检查检测和用药检测管理，并要求慢性病患者每月到门诊就诊一次，检测血压、血糖、血脂、体重等，以针对危险因素的不同组合制定个性化的干预计划，使每个人都能针对自己的危险因素采取相应措施，纠正不健康的生活方式和行为习惯，降低危险因素，进而控制疾病进一步发展，提高其生活质量。

4. 残疾人和精神疾病患者的管理　对残疾人和精神疾病患者进行积极地康复指导，不仅要注重缓解病痛，还要注重病人功能性能力的恢复，必要时给予心理指导，尽量减少疾患对这些人的影响，提高他们的生命质量。

表 11-1　美国临床预防服务工作组推荐临床预防服务内容（A 或 B 级）

推荐内容	成人		特殊人群	
	男	女	孕妇	儿童
乳腺癌化学预防[1]		√		
乳腺癌易感性评价及 BRCA 突变检测[2]		√		
乳腺癌筛检[3]		√		
宫颈癌筛检[4]		√		
直肠结肠癌筛检[5]	√	√		
抑郁症筛检[6]	√	√		
2 型糖尿病筛检[7]	√	√		
高血压筛检[8]	√	√		
腹主动脉瘤筛检[9]	√			
阿司匹林预防心脑血管疾病[10]	√	√		
血脂异常筛检[11]	√	√		
肥胖筛检及行为干预[12]	√	√		
乙肝病毒筛检[13]			√	
绝经妇女骨质疏松症筛检[14]		√		
RH（D）血型筛检[15]			√	
梅毒筛检[16]	√	√	√	
淋病筛检[17]		√		
HIV 筛检[18]	√	√	√	√
滴虫病筛检[19]		√	√	

续表

推荐内容	成人		特殊人群	
	男	女	孕妇	儿童
无症状菌尿症筛检[20]			√	
酒精滥用咨询及行为干预[21]	√	√	√	
吸烟咨询与干预[22]	√	√	√	
哺乳行为干预与促进[23]		√	√	
健康膳食咨询及促进[24]	√	√		
学龄前儿童牙齿防护[25]				√
缺铁性贫血化学预防[26]				√
缺铁性贫血筛检[27]			√	
视力筛检[28]				√

备注：

1 建议适用于有高危因素且化学预防反应低者。

2 建议有家族史，BRCA1、BRCA2 突变风险增加者开展。

3 建议年龄≥40 岁的女性每 1~2 年进行乳腺摄片 1 次。

4 强烈建议采用宫颈刮片细胞学（巴氏涂片）方法，对性活跃女性每 1~3 年进行检查 1 次，至 65 岁停止。

5 强烈建议对年龄≥50 岁男性及女性，每年进行 1 次大便隐血试验（FOBT），或不定期进行乙状结肠镜检查。

6 建议在能够提供诊断、治疗、随访的医疗机构开展。

7 建议在生活压力大，有高血压、高血脂人群中进行空腹血糖检测。

8 强烈建议年龄≥18 岁人群定期检测血压。

9 建议年龄 65~75 岁之间且有吸烟史的男性进行 1 次超声波检查。

10 强烈建议心脑血管疾病危险增加者开展。

11 强烈建议年龄≥35 岁男性或≥45 岁女性或有其他危险因素者检测血清总胆固醇和高密度脂蛋白。

12 建议对成人定期测身高、体重，提供咨询和行为干预以促进肥胖者体重降低。

13 强烈建议孕妇首次孕期检查开展。

14 建议 65 岁以上或 60~64 岁间有危险因素（吸烟、低体重、家族史等）女性开展。

15 强烈建议孕妇首次孕期检查做血型和抗体检测；建议 RH（D）阴性者，妊程 24~28 周反复做抗体检测［胎儿父亲 RH（D）阴性者除外］。

16 强烈建议所有危险性增加者（如有其他性传播疾病）进行。

17 建议所有有高危行为（同性性接触、卖淫、吸毒、多性伴等）的性活跃女性，包括有高危行为孕妇进行。

18 强烈建议所有具有高危行为（同性性接触、卖淫、吸毒、多性伴等）的成人、青少年以及所有孕妇，进行 $CD4^+T$ 细胞或 HIV 抗体等测定。

19 强烈建议≤25 岁性活跃女性及无症状但有高危因素女性，包括≤25 岁有高危因素的孕妇进行常规衣原体筛检。

20 强烈建议所有无症状孕妇进行菌尿症筛检。

21 建议对所有成人（包括孕妇）进行饮酒询问，以识别那些因饮酒而危险性增加的人，并提供指导。

22 强烈建议询问所有成人（包括孕妇）烟草使用情况，根据情况选用不同干预策略，必要时提供药物治疗。

23 建议对乳母、孕妇进行哺乳教育和行为指导。

24 建议对有心脏病高危因素的所有成人进行高强度的行为膳食咨询和指导。

25 建议对主要饮用水源缺氟的 6 个月以上学龄前儿童添加氟补充剂。

26 建议用于缺铁性贫血危险增加的 6~12 个月儿童。

27 建议对无症状孕妇常规测血红蛋白含量，以早期发现缺铁性贫血。

28 建议对 5 岁以下儿童进行常规视力筛检，早期发现弱视、斜视、视觉敏锐度缺陷。

第十二章

突发公共卫生事件

第一节 概 述

一、突发事件

（一）概念

突发事件指在某种必然因素支配下出人意料地发生，给社会造成严重危害、损失或影响且需要立即处理的负面事件。

国务院发布《国家突发公共事件总体应急预案》中规定，突发公共事件是指突然发生，造成或者可能造成重大人员伤亡、财产损失、生态环境破坏和严重社会危害，危及公共安全的紧急事件。

（二）分类

根据突发公共事件的发生过程、性质和机理，主要分为以下四类：一是自然灾害。主要包括水旱灾害、气象灾害、地震灾害、地质灾害、海洋灾害、生物灾害和森林草原火灾等，典型事件是 1976 年我国河北省唐山市发生的地震，2008 年我国四川省汶川县发生的地震。二是事故灾难。主要包括工矿商贸等企业的各类安全事故、交通运输事故、公共设施和设备事故，环境污染和生态破坏事件等。三是公共卫生事件。主要包括传染病疫情、群体性不明原因疾病、食品安全和职业危害、动物疫情，以及其他严重影响公众健康和生命安全的事件，典型事件是 1988 年上海市发生甲型病毒性肝炎、2002 年南京汤山的投毒事件和 2003 年在我国流行的传染性非典型肺炎。四是社会安全事件。主要包括恐怖袭击事件、经济安全事件和涉外突发事件等。

二、突发公共卫生事件

（一）概念

突发公共卫生事件（emergency public health events）是指突然发生，造成或者可能造成社会公众健康损害的重大传染病疫情、群体性不明原因疾病、重大食物和职业中毒以及其他影响公众健康的事件。

重大传染病疫情是指某种传染病在短时间内发生，波及范围广泛，出现大量的病人或死亡病例，其发病率远远超过常年的发病率水平情况。

群体性不明原因疾病是指在短时间内，某个相对集中的区域内同时或者相继出现具有共同临床表现的病人，且病例不断增加，范围不断扩大，又暂时不能明确诊断的疾病。

重大食物和职业中毒是指由于食品污染和职业危害的原因而造成的人数众多或者伤亡较重的中毒事件。

（二）突发性公共卫生事件的基本特点

1. 是突发性事件　它是突发性事件，是突如其来的，不易预测的。

2. 是在公共卫生领域发生　具有公共卫生属性。

3. 是对公众已经或者可能造成严重损害

（三）突发性公共卫生事件的分级

根据突发公共卫生事件性质、危害程度、涉及范围，突发公共卫生事件划分为特别重大（Ⅰ级）、重大（Ⅱ级）、较大（Ⅲ级）和一般（Ⅳ级）四级。

特别重大突发公共卫生事件主要包括：

1. 肺鼠疫、肺炭疽在大、中城市发生并有扩散趋势，或肺鼠疫、肺炭疽疫情波及 2 个以上的省份，并有进一步扩散趋势。

2. 发生传染性非典型肺炎、人感染高致病性禽流感病例，并有扩散趋势。

3. 涉及多个省份的群体性不明原因疾病，并有扩散趋势。

4. 发生新传染病或我国尚未发现的传染病流行或传入，并有扩散趋势，或发现我国已消灭的传染病重新流行。

5. 发生烈性病菌株、毒株、致病因子等丢失事件。

6. 周边以及与我国通航的国家和地区发生特大传染病疫情，并出现输入性病例，严重危及我国公共卫生安全的事件。

7. 国务院卫生行政部门认定的其他特别重大突发公共卫生事件。

第二节 突发性公共卫生事件的防治

突发性公共卫生事件的预防与控制是一个系统而复杂的工程。进行科学的预防和控制体系的建设，是国家在社会层面上应对突发性公共卫生事件的宏观对策。

一、预制的方针和原则

突发性公共卫生事件应急工作首先应当遵循预防为主、常备不懈的方针。要贯彻统一领导、分级负责、反应及时、措施果断、依靠科学、加强合作的原则。

（一）预防为主，常备不懈

提高全社会对突发公共卫生事件的防范意识，落实各项防范措施，做好人员、技术、物资和设备的应急储备工作。对各类可能引发突发公共卫生事件的情况要及时进行分析、预警，做到早发现、早报告、早处理。

（二）统一领导，分级负责

根据突发公共卫生事件的范围、性质和危害程度，对突发公共卫生事件实行分级管理。各级人民政府负责突发公共卫生事件应急处理的统一领导和指挥，各有关部门按照预案规定，在各自的职责范围内做好突发公共卫生事件应急处理的有关工作。

（三）依法规范，措施果断

地方各级人民政府和卫生行政部门要按照相关法律、法规和规章的规定，完善突发公共卫生事件应急体系，建立健全系统、规范的突发公共卫生事件应急处理工作制度，对突发公共卫生事件和可能发生的公共卫生事件做出快速反应，及时、有效开展监测、报告和处理工作。

（四）依靠科学，加强合作

突发公共卫生事件应急工作要充分尊重和依靠科学，要重视开展防范和处理突发公共卫生事件的科研和培训，为突发公共卫生事件应急处理提供科技保障。各有关部门和单位要通力合作、资源共享，有效应对突发公共卫生事件。要广泛组织、动员公众参与突发公共卫生事件的应急处理。

二、国家宏观的预防措施

(一) 建立统一的突发公共卫生事件预防控制体系

国家建立统一的突发公共卫生事件疾病预防控制体系；县级以上地方各级人民政府必须建立和完善统一的突发公共卫生事件预防控制系统，分级负责、反应及时、措施果断、依靠科学、加强合作，尽职尽责地做好工作，确保其保持正常运行状态。

(二) 制定突发公共卫生事件应急预案

国务院卫生行政主管部门制定全国突发公共卫生事件应急预案。省、自治区、直辖市人民政府根据全国突发公共卫生事件应急预案，制定本行政区域的突发公共卫生事件应急预案。

(三) 搞好人才队伍建设

为了适应突发公共卫生事件的防控形势，县级以上各级人民政府，制定卫生人才队伍建设规划，调整卫生人才结构和布局，建立健全科学的卫生人才评价制度，完善疾病预防和控制中心的人才管理体制，推进公共卫生人才队伍建设。特别要加强公共卫生人才、卫生管理人才、社区卫生服务人才和农村卫生人才队伍的建设。各级疾病预防和控制中心要积极推进本单位的人事分配制度改革，从政策、管理上采取多种举措，培养人才、留住人才、用好人才。不但要给予公共卫生人员适当的物质激励，提供良好的工作和生活条件，而且要从精神上给予激励，通过科研、培训、进修、深造等形式，加强自然科学和社会人文科学的教育，提高公共卫生人才队伍的思想素质和业务工作能力，建立一支高效、快速反应、积极应对、果断处理突发公共卫生事件的高级复合型人才队伍。

(四) 建立突发事件应急救治系统

医疗卫生机构对因突发公共卫生事件致病的人员提供医疗救护和现场救援，对就诊病人必须接诊治疗。对需要转送的病人，应当按照规定将病人及其病历记录的复印件转送至接诊的或者指定的医疗机构。

(五) 作好应对突发公共卫生事件的物质储备

地方各级政府保证突发公共卫生事件应急处理所需的医疗救护设备、救治药品、医疗器械等物资的生产、供应。其他有关部门根据突发公共卫生事件应急预案的要求，保证应急设施、设备、救治药品和医疗器械等物资储备。

（六）对公众开展突发事件应急知识的专门教育，增强全社会对突发事件的防范意识和应对能力

地方卫生行政主管部门不仅对公众开展突发公共卫生事件应急知识的专门教育，还定期对医疗卫生机构和人员开展突发公共卫生事件应急处理相关知识、技能的培训，定期组织医疗卫生机构进行突发公共卫生事件应急演练，推广最新知识和先进技术。

三、国家宏观的控制措施

（一）启动突发公共卫生事件应急预案

国务院批准启动全国突发公共卫生事件应急预案；省（直辖市、自治区）批准启动省级突发公共卫生事件应急预案，并向国务院报告。

（二）设立突发公共卫生事件应急指挥部

突发公共卫生事件发生后，国务院设立全国突发公共卫生事件应急处理指挥部，负责对全国突发公共卫生事件应急处理的统一领导、统一指挥，并且对突发公共卫生事件发生应急处理工作进行督察和指导。省级政府设立地方突发公共卫生事件应急处理指挥部，负责对本行政区域内突发公共卫生事件应急处理的统一领导、统一指挥。

（三）突发公共卫生事件的应急报告制度和举报制度

（1）强化人民政府信息报告责任。县级人民政府应当在接到报告后 2 小时内向设区的市级人民政府或者上一级人民政府报告；设区的市级人民政府应当在接到报告后 2 小时内向省、自治区、直辖市人民政府报告。省级人民政府必须在接到疫情等突发事件报告 1 小时内，向国务院卫生行政主管部门报告。

（2）县级以上地方人民政府卫生行政主管部门在接到疫情等突发事件报告 2 小时内，向本级政府和上级卫生行政主管部门报告，并同时向国务院卫生行政主管部门报告。

（3）突发事件监测机构、医疗卫生机构和有关单位发现应当报告的事项时，应当在 2 小时内向所在地县级人民政府卫生行政主管部门报告。

（4）任何单位和个人都有权向人民政府或者政府部门报告突发事件，有权举报政府及有关部门的失职行为；对举报有功的，给予奖励。

（5）对突发事件信息的发布主体和要求做出了明确规定。

（四）采取控制事件扩散蔓延的紧急措施

各级政府其他有关部门服从突发公共卫生事件应急处理指挥部的统一指挥，立即到达规定岗位，采取有关的控制措施。医疗卫生机构负责突发公共卫生事件的技术调查、确证、处置、控制和评价工作。铁路、交通、民用航空行政主管部门根据各自职责，依照传染病防治法律、行政法规的规定，采取控制措施和保证及时运送应急设备、药械。公安机关依法协助有关部门对拒绝接受隔离治疗、医学观察措施的病人、疑似病人和传染病病人密切接触者强制执行。

（五）组成强有力突发公共卫生事件应急队伍

各省区市应建立专家库及专业学术机构，储备人才，提供咨询。工作人员，应定期接受技术培训，提高紧急应对技能。建立一支应急处置队伍，作为应对事件的重要力量。

（六）开展突发公共卫生事件的科学研究

医疗卫生机构服从突发公共卫生事件应急处理指挥部的统一指挥，相互配合、协作，集中力量开展相关的科学研究工作。

（七）保障相关医疗物资和其他物资的供给

地方各级政府协调有关部门，保证突发公共卫生事件应急处理所需的医疗救护设备、救治药品、医疗器械等物资的生产、供应。地方各级政府组织好应急物资的研制、生产、采购、储备和供应。铁路、交通、民用航空行政主管部门根据各自职责，依照传染病防治法律、行政法规的规定，采取控制措施和保证及时运送应急设备、药械。

四、社区预防与控制策略和措施

1. 健康教育和健康促进　全科医师结合本社区实际，根据上级卫生行政主管部门制定应对突发公共卫生事件健康教育和健康促进工作预案与实施计划，对公众开展预防和应对突发公共卫生事件知识的宣传教育和行为干预，增加公众对突发性公共卫生事件相关知识的了解，增强公众对突发公共卫生事件的危机意识和防范意识和应对能力，从而有效地预防和控制突发性公共卫生事件。面对公共卫生领域的挑战，必须加强和推动健康教育与健康促进工作，这是我们正确面对突发公共卫生事件挑战的基本策略。

2. 依靠群众力量，积极进行防控　随着世界经济发展全球化和国际化的发展，突发性公共卫生事件的发生往往不分国别、地区、民族，也无部门和单位界限。要在短时间内控制突发性公共卫生事件，仅靠卫生部门和专业队伍势单力薄地去完成监测预警预报和应急处理显然是不够的，必须紧密依靠群众的力量，广泛动员各个地方、部门以及各条战线、各界群众联合行动，协同作战，群防群控。在地理环境、人员组成、组织结构与功能上形成一个以健康教育和健康促进为先导的群策群防群控的立体网络，加强多学科间的协同作战，才能提高公共卫生突发事件的处理水平。

3. 社区诊断 社区诊断是以社区人群及其生产生活环境为对象，以社区人群健康促进为目的的一种新型的人群健康与危害因素诊断方法，是日常公共卫生工作的主要内容，也是预防控制突发性公共卫生事件的基础性建设。社区诊断需要结合健康教育和健康促进，结合疾病预防、卫生设施建设等措施，发动群众力量，充分利用可利用的资源从源头上来预防和控制突发性公共卫生事件。

4. 疾病监测防控与救助体系 引起突发性公共卫生事件的因素有多种，它所带来的危害人群健康的影响也是多方面的，并大多以传染病暴发、集体中毒、环境污染、有害因素传播为主，频繁发生，机制复杂，后果严重，往往造成巨大的人员伤亡或疾病。因此，不仅要不断完善疾病监测与防控体系，而且要构建完善完备、快速、有效的医疗救助体系。只有这样，才能及时、有效地应对突发性公共卫生事件，降低危害，减少损失，保护人民的身体健康与生命安全。

第三节 全科医师在突发性公共卫生事件中的作用

全科医师作为社区健康问题的"守门人"，是大多数突发公共卫生事件的首诊者，在应对突发公共卫生事件中起着不可替代的作用。全科医师可利用所在的社区卫生站、全科医师工作室，对居民进行健康管理，不断提高居民社区卫生工作的质量和工作效率，及时对突发性公共卫生事件采取有针对性的预案和干预措施，并采取各种方式开展突发性公共卫生事件相关知识的宣传，做到防治结合、科学决策，为有效地预防、控制突发公共卫生事件，保障公众身体健康与生命安全，维护正常的社会秩序做出应有的贡献。

全科医师在应对突发性公共卫生事件的任务主要有以下几个方面。

（一）突发性公共卫生事件的早期预防

全科医师作为社区卫生服务的工作者，要有保护人群健康的意识，密切关注卫生事件动态和及时捕捉相关卫生信息。在突发性公共卫生事件发生初期，全科医师应该在当地政府和上级卫生行政主管部门的领导下，有针对性地广泛开展健康教育宣传工作，提供有关卫生知识的宣教；动员社区全体人群积极行动保护自己、保护家庭、保护社区，正确应对突发事件；指导社区人群合理营养和平衡膳食，积极进行锻炼，合理用药。必要时在上级卫生主管部门的指导下针对健康人群进行免疫接种。

（二）突发性公共卫生事件的报告

从多数突发公共卫生事件来看，村卫生室、社区卫生站是各类传染病的早期接触、早期发现的场所。凡是法律规定的传染病，医护人员是疫情的法定报告人，是信息报告的"第一道关口"。全科医师作为社区卫生工作者，有机会在第一时间首次接触突发公共卫生事件的病人，并做出相应报告。全科医师需要强化责任意识和法律意识，在实施医疗服务中注意询问患者的接触史、发病史和观察患者的症状，做好鉴别诊断，在社区短时间内接诊或发现多例病因不明、症状相似的传染病、食物中毒患者，以最快方式向当地疾病控制和疾病监测机构或卫生行政机关做出报告，便于他们及时进行流行病学调查。每个全科医师应当对传染病做到早发现、早报告、早治疗。突发公共卫生事件的早期报告制度对于疾病预防控制，维护社会稳定具有重要的意义。

（三）采取有效可行的预防控制措施

在有关部门做出反应之前，全科医师可以根据具体情况对社区内人群进行分类管理，具体指导，采取必要地预防控制措施，避免事件蔓延，保护公众健康不受损害。具体措施如下：

1. 在突发公共卫生事件中，如果是传染病或病因不明但有传染可能的疾病，及时报告，密切观察社区中的高危人群和易感人群，要分类管理，具体指导，重点干预，保护易感人群，做好个人防护。必要时协助上级卫生主管部门进行家庭医学观察，隔离传染源，切断传染途径，防止疫情扩散。

2. 遇到食物中毒或职业中毒时应及时查封或停用可疑食品或相关用品。

3. 采集相关样本，如粪便、血液、可疑食品等，并积极配合疾病防控部门查找病因。

4. 对社区健康人群做好宣传、说服、教育工作。

（四）积极治疗突发性公共卫生事件中出现的病人

全科医师在实施医疗服务中注意询问患者的接触史、发病史和观察患者的症状和体征，做好鉴别诊断。如在社区短时间内接诊或发现多例病因不明、症状相似的传染病、食物中毒患者，要根据自身的临床治疗和卫生服务能力对他们提供必要的现场急救，意识到可能已经发生或即将发生突发公共卫生事件，尽快转诊，并将病历记录的复印件转送至接诊或指定的医疗机构。另外，社区卫生服务机构内应当采取卫生防护措施，做好医护人员自身保护，防止交叉感染和污染，尤其在转送患者或疑似患者后根据具体突发公共卫生事件进行严格消毒和必要的隔离。

（五）采取各种方式开展突发性公共卫生事件相关知识的宣传

突发公共卫生事件的发生，一般都容易引起社会的不安和人民群众一定程度的恐慌。全科医师应针对不同人群不同家庭的情况，利用自己在社区卫生方面的优势，开展心理咨询、疏导和宣传教育，使社区人群正确理解和积极应对突发事件，如向公众宣传预防控制突发公共卫生事件造成的疾病和健康问题的有关知识，指导群众做好个人防护，解释群众疑问，稳定群众情绪，帮助群众树立信心，为防治工作创造互相信任、互相鼓励、互相帮助的良好社区氛围。

（六）做好出院患者的康复和随访工作

因突发公共卫生事件致病的患者经上级医疗卫生部门治疗出院后，社区卫生服务机构要主动与医院联系，了解患者的病情及出院后的注意事项。社区卫生服务机构要对患者进行社区康复治疗和出院后随访，如有必要，要进行家庭管理，及时提醒患者按医嘱服药和定期回医院复查。

（七）开展突发性公共卫生事件相关疾病的防治研究

全科医师作为基层医务工作者，在突发性公共卫生事件发生后，应配合上级医疗卫生部门尽可能收集相关信息，为寻找病原，防止突发公共卫生事件爆发及科学研究提供依据；可以利用社区卫生服务机构自身特点和优势，及时开展突发公共卫生事件早期防治方面的总结工作；密切关注科学研究机构的研究成果，及时有效地控制突发公共卫生事件；并研究和分析突发公共卫生事件带来的其他健康和社会等问题，为今后更好地防治突发性公共卫生事件提供宝贵的经验。

实习指导

实习一　高血压病食谱的编制

一、目的

通过高血压病人的食谱计算，了解高血压病人膳食中平均每日摄取的各种营养素是否能满足患者的需求，调整高血压病人膳食结构，改善高血压病人饮食习惯，控制高血压病。

二、内容

1. 参考各种食物中营养素含量，编制高血压病人一日三餐食谱。
2. 根据高血压病病人的膳食原则，制定膳食中各种营养素的供给量标准。

三、方法

根据高血压患者的病情、年龄、身高、体重、劳动强度、是否有合并症、饮食习惯、饮食状况、一日所需的总能量、各种营养素的数量，参考食物成分表，结合家庭经济状况和市场供应情况编制食谱。

1. 计算法

（1）计算标准体重　体重指数计算法：BMI = 体重（kg）/［身高（米）］^{2}。BMI<18.5 为消瘦；BMI 在 18.5~24.9 之间为正常；BMI≥25 为超重；BMI 在 25~29.9 之间为 1 级肥胖；BMI>30~34.9 为 2 级肥胖；BMI>35~39.9 为 3 级肥胖；BMI>40 为 4 级肥胖。对中国人而言，一般认为 BMI 在 18.5~22.9 为正常水平，≥23 为超

重，≥28 为肥胖。

（2）计算全天总能量　根据体重和劳动强度参考表1，确定一天总能量。

表1　　　　　　高血压患者热能供给标准（kcal·kg^{-1}/d）

体型	劳动强度			
	重体力	轻（中）体力	极轻（脑力）体力	卧床
正常	40	35	30	15~20
肥胖	35	30	20~25	15
消瘦	40~45	40	35	20~25

（3）计算碳水化合物、脂肪、蛋白质　①碳水化合物占全天总能量的55%~65%，以主食计算，极轻体力劳动主食控制在200~250g/d，轻体力劳动250~300g/d，重体力劳动300~400g/d；②脂肪占全天总能量的20%~30%，植物油占总脂肪的1/3以上，胆固醇应低于300mg/d；③蛋白质占全天总能量的12%~20%。

（4）确定餐次分配　根据高血压患者的饮食习惯、血压、血脂波动情况，是否服用降压药等因素确定分配比例。常用的能量分配比例是早餐20%、午餐40%、晚餐40%。

（5）配餐步骤　将上述计算的一天总能量、碳水化合物、脂肪、蛋白质按比例分配到主副食上，先配主食，再配蔬菜、荤菜、水果，最后计算油类和调味品，按照饮食习惯，每餐按1/5、2/5、2/5的比例进食。

四、高血压病一日食谱举例

早餐：小米粥（小米50克），馒头（面粉25克）。

午餐：清蒸鱼（鲫鱼100克），素炒油菜（油菜200克），米饭（大米100克），水果（苹果200克）。

晚餐：肉末豆腐（瘦猪肉末25克，北豆腐200克），拌黄瓜（黄瓜100克），拌西红柿（西红柿100克，白糖5克），米饭（大米100克），水果（鸭梨100克）。

加餐：牛奶（维生素AD鲜牛奶250毫升）。全日烹调用油25克。

请根据上述设计的食谱进行评价。

实习二 健康危险因素评价

一、目的

学习对个体健康危险因素的评价，即健康危险因素评价的方法。

二、内容

根据图1、表1和表2试作一位45~49岁男性的健康危险因素评价。

三、实习步骤

1. 拟订调查表，收集个人危险因素的资料。如健康危险因素评价表（表3）。

2. 收集当地年龄、性别、疾病死亡率资料。如表2第2项。

3. 危险因素评价的关键步骤是将危险因素转换成危险分数。本实习应用Geller-Gesner表将有关危险因素换成危险分数值（见表1）。

4. 组合危险分数：将每一项危险因素对某病死亡率的影响进行综合。计算时将大于1.0的数值相加，如计算心脏病组合危险分数时，有几种危险因素同时存在，如收缩压为24kPa（180mmHg），查40~44岁男子危险分数转换表（略）得出危险分数为2.7，大于1.0的数值则为1.7，同时将其他几种危险分数超过1.0的部分数值相加，两项合计即为心脏病的组合危险分数。将上列从危险分数转换表中查得的数值填入表2。以此类推。

5. 存在死亡危险：即平均死亡率×组合危险分数=存在死亡危险。

6. 计算评价年龄：死亡率与年龄呈函数关系如图1。由死亡危险总计查图得出评价年龄。

7. 计算增长年龄：根据本人存在的危险因素，医生针对性提出降低危险因素的建议。如被评价者采取这些建议如服降压药、参加体育锻炼、戒烟、减少饮酒等，危险因素将减少，危险分数将相应下降。表2第9项为医生建议，第10、11项为新的危险分数。按上述计算评价年龄的方法，同理可以计算存在死亡危险，得出增长年龄。

8. 分析实际年龄，评价年龄和增长年龄之间的关系。

本方法适用于 25~60 岁年龄组，已有心脏病或其他器质性疾病患者不宜使用。

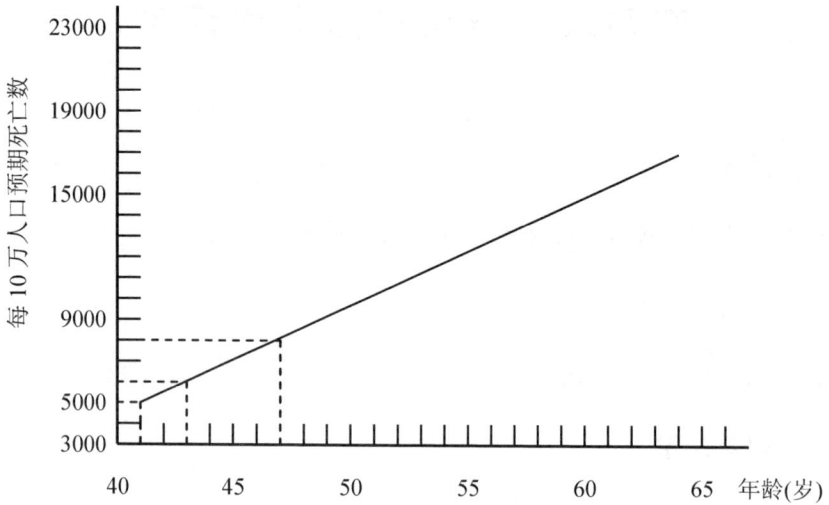

图 1　预期死亡率与年龄间函数关系

表 1 　　　　　　　　　　　**45~49 岁男子危险分数转换表**

测量项目	结果	危险分数	测量项目	结果	危险分数
1. 心脏病				少活动	1.1
收缩压（mmHg）	200	3.9		适当活动	0.9
	180	2.7		经常活动	0.8
	160	1.6	家族史	父母亲 70 岁	
	140	1.0		死于心脏病	1.6
	120	0.7		有 1 人死于心脏病	1.2
舒张压（mmHg）	105	2.7		无心脏病家族史	0.8
	100	1.4	吸烟（每日）	40 支以上	2.0
	95	1.2		20~39 支	1.5
	85	0.9		10~19 支	1.1
	80	0.8		1~9 支	0.8
胆固醇（g/L）	2.80	1.5		无	0.7
	2.20	0.7	体重	超过正常 60%	1.4
	1.80	0.5		超过正常 40%	1.2
糖尿病	有	5.4		超过正常 20%	1.1
	已控制	2.7		正常	1.0
	无	1.0		低体重	0.8
体育活动	静坐作业	1.3		无	0.6

测量项目	结果	危险分数	测量项目	结果	危险分数
2. 肺癌			胆固醇（g/L）	2.80	1.5
吸烟（每日）	40 支	2.0		2.20	1.0
	20~39 支	1.9		1.80	0.5
	10~19 支	1.3	糖尿病	有	3.0
	1~9 支	0.8		有控制	2.5
	无	0.6		无	1.0
3. 肝硬化	无	1.0	吸烟	有	1.2
饮酒	1 周 12 杯	5.0		无	1.0
	一周 6 杯	2.0	**7. 肠癌**		
	少量	1.0	肠息肉	有	2.5
	不饮	0.2		无	1.0
肝炎史	有	2.0	肛门出血	有	3.0
	控制	1.5		无	1.0
	无	1.0	每年直肠镜检	有	1.0
血吸虫病史	有	2.0		无	2.0
	已控制	1.5	**8. 凶杀**		
	无	1.0	拘留史	有	2.0
4. 自杀				无	1.0
压抑	无	1.0	凶器携带	有	2.5
家族史	有	2.5		无	1.0
5. 车祸			**9. 肺炎**		
饮酒	1 周 12 杯	5.0	饮酒	有	1.5
	1 周 6 杯	2.0		无	1.0
	少量	1.2	肺气肿	有	2.0
	不饮	1.0		无	1.0
6. 脑血管病			既往肺炎史	有	1.5
收缩压（mmHg）	200	3.3		无	0.8
	180	2.2	**10. 糖尿病**		
	160	1.4	体重	超过正常	1.0
	140	0.9		正常	1.0
	120	0.6	家族史	有	2.5
舒张压（mmHg）	105	2.0		无	1.0
	100	1.6			
	95	1.3			
	90	1.0			
	85	0.8			
	80	0.7			

表2 健康危险因素评价表

姓名　　　　　年龄　　　　　性别　　　　　评价年龄

疾病名称	10万人口死亡数	危险指示	测量结果	危险分数		组合危险分数	存在危险	医师建议改变的危险指数	新危险分数		新组合危险分数	新存在危险
				×	+				×	+		
1	2	3	4	5	6	7	8	9	10	11	12	13
心脏病	2567											
肺癌	675											
肝硬化	398											
车祸	242											
卒中	238											
肠癌	161											
肺气肿	95											
糖尿病	675											
小计												

表3 健康危险因素调查表

G:　　　　　　　　　　　　　　　　　　　　　调查对象编号_____

1. 性别　　（1）男　　　（2）女
2. 年龄（实足岁）_____岁
3. 身高（净高）_____cm
4. 体重（净重）_____kg
5. 吸烟　（1）吸烟者　（2）过去吸烟　（3）不吸烟
　　　吸烟者、过去吸烟者填写最近5年内每日吸烟数　　　每日吸烟数_____支
　　　过去吸烟者填写戒烟前5年内每日吸烟数　　　每日吸雪茄或烟斗数_____支
　　　戒烟者填入已戒烟年数（不满1年填1年）_____年
6. 饮酒　（1）饮酒者　（2）过去饮酒者（已戒酒）　（3）不饮酒或1周少于1次者

饮酒者请填入每周饮酒量　　　每周饮啤酒杯数_____杯

每周饮黄酒杯数_____杯

每周饮烈酒杯数_____杯

7. 服用药物（服用安眠药或镇静药）

（1）几乎每天服用　（2）有时服用　（3）偶然或不服用药物

8. 体育活动

（1）一级　很少或没有体育活动

（2）二级　偶然有体育活动

（3）三级　经常有体育活动，1周在3次以上

注：在工作中从事体力活动和上下班骑车、走路也应考虑在内

9. 你的双亲是在60岁以前死于心脏病的吗？

（1）是，有1人　（2）是，有2人　（3）无　（4）不详

10. 你的父母兄弟姐妹有糖尿病吗？

（1）有　（2）无　（3）不详

11. 你自己有糖尿病吗？

（1）有，未控制　（2）有，已控制　（3）无　（4）不详

12. 肛门　息肉　　　　　（1）有　（2）无　（3）不详

肛门出血　　　　（1）有　（2）无　（3）不详

每年做肛门检查　（1）有　（2）无　（3）不详

13. 你的医生曾说过你有肺气肿和慢性支气管炎吗？

（1）有　（2）无　（3）不详

14. 血压　　　收缩压：_____mmHg（1mmHg = 133.3Pa）

舒张压：_____mmHg

15. 胆固醇数（如不详可不填）_____g/L

16. 在过去的一年中是否遭受不幸，如离婚、亲人死亡、夫妻分离、与邻居吵架、未能晋级或加工资、刑事审讯等。

（1）4次以上　（2）2~3次　（3）1次以下　（4）不详

17. 是否患有血吸虫病

（1）有　（2）已治疗　（3）无

18. 直系亲属中有无自杀家族史

（1）有　（2）无　（3）不详

表4						健康评价年龄表						
实际年龄最末一位数							实际年龄最末一位数					
男性存在	0	1	2	3	4	女性存在	男性存在	0	1	2	3	4	女性存在
死亡危险	5	6	7	8	9	死亡危险	死亡危险	5	6	7	8	9	死亡危险
530	5	6	7	8	9	350	4510	38	39	40	41	42	2550
570	6	7	8	9	10	350	5010	39	40	41	42	43	2780
630	7	8	9	10	11	350	5560	40	41	42	43	44	3020

男性存在死亡危险	实际年龄最末一位数					女性存在死亡危险	男性存在死亡危险	实际年龄最末一位数					女性存在死亡危险
	0	1	2	3	4			0	1	2	3	4	
	5	6	7	8	9			5	6	7	8	9	
710	8	9	10	11	12	360	6160	41	42	43	44	45	3280
790	9	10	11	12	13	380	6830	42	43	44	45	46	3560
880	10	11	12	13	14	410	7570	43	44	45	46	47	3870
990	11	12	13	14	15	430	8380	44	45	46	47	48	4220
1110	12	13	14	15	16	460	9260	45	46	47	48	49	4600
1230	13	14	15	16	17	490	10190	46	47	48	49	50	5000
1350	14	15	16	17	18	520	11160	47	48	49	50	51	5420
1440	15	16	17	18	19	550	12170	48	49	50	51	52	5860
1500	16	17	18	19	20	570	13230	49	50	51	52	53	6330
1540	17	18	19	20	21	600	14340	50	51	52	53	54	6850
1560	18	19	20	21	22	620	15530	51	52	53	54	55	7440
1570	19	20	21	22	23	640	16830	52	53	54	55	56	8110
1580	20	21	22	23	24	660	18260	53	54	55	56	57	8870
1590	21	22	23	24	25	690	19820	54	55	56	57	58	9730
1590	22	23	24	25	26	720	21490	55	56	57	58	59	10680
1590	23	24	25	26	27	750	23260	56	57	58	59	60	11720
1600	24	25	26	27	28	790	25140	57	58	59	60	61	12860
1620	25	26	27	28	29	840	27120	58	59	60	61	62	14100
1660	26	27	28	29	30	900	29210	59	60	61	62	63	15450
1730	27	28	29	30	31	970	31420	60	61	62	63	64	16930
1830	28	29	30	31	32	1040	33760	61	62	63	64	65	18560
1960	29	30	31	32	33	1130	36220	62	63	64	65	66	20360
2120	30	31	32	33	34	1220	38810	63	64	65	66	67	22340
2310	31	32	33	34	35	1330	41540	64	65	66	67	68	24520
2520	32	33	34	35	36	1460	44410	65	66	67	68	69	26920
2760	33	34	35	36	37	1600	47440	66	67	68	69	70	29560
3030	34	35	36	37	38	1760	50650	67	68	69	70	71	32470
3330	35	36	37	38	39	1930	54070	68	69	70	71	72	35690
3670	36	37	38	39	40	2120	57720	69	70	71	72	73	39250
4060	37	38	39	40	41	2330	61640	70	71	72	73	74	43200

参考文献

1. 陈君石，黄建始．健康管理师．北京：中国协和医科大学出版社，2007．

2. 陈建中．卫生保健．南京：东南大学出版社，2006．

3. 冯正仪．社区护理学．北京：中国中医药出版社，2005．

4. 傅华．社区预防与保健．第 1 版．北京：人民卫生出版社，2000．

5. 傅华．预防医学．第 4 版．北京：人民卫生出版社，2006．

6. 傅华．临床预防医学．上海：上海医科大学出版社，2006．

7. 郭新彪．环境医学概论．北京：北京医科大学出版社，2002．

8. 贺伟．健康教育．第 2 版．北京：科学出版社，2008．

9. 黄吉武．预防医学．第 3 版．北京：人民卫生出版社，2005．

10. 黄津芳．护理健康教育学．北京：科学技术文献出版社，2005．

11. 黄敬亨．健康教育学．上海：复旦大学出版社，2007．

12. 王建华．流行病学．第 6 版．北京：人民卫生出版社，2004．

13. 李连第．中国常见恶性肿瘤筛查方案．北京：人民卫生出版社，1999．

14. 李鲁．社会医学．第 2 版．北京：人民卫生出版社，2004．

15. 陆召军．健康教育与健康促进．南京：东南大学出版社，2004

16. 齐小秋，王宇．中国慢性病报告．中华人民共和国卫生部疾病预防控制局，2006．

17. 孙贵范．预防医学．北京：人民卫生出版社，2005．

18. 施榕．社区预防与保健．第 2 版．北京：人民卫生出版社，2006．

19. 吴春容．现代药学、预防医学及中医进展（全科分册）．北京：科学技术文献出版社，2006．

20. 杨绍基．传染病学．第 7 版．北京：人民卫生出版社，2008．

21. 杨克敌，衡正昌．环境卫生学．第 5 版．北京：人民卫生出版社，2003．

22. 叶葶葶 . 预防医学 . 北京：北京医科大学出版社，2000.

23. 张绮 . 预防医学 . 南京：东南大学出版社，2002.

24. 仲来福 . 卫生学 . 第 6 版 . 北京：人民卫生出版社，2004.

25. 郑玉建 . 预防医学（案例版）. 北京：科学出版社，2007.

26. 周志衡，王家骥 . 发挥全科医师在突发公共卫生事件中的积极作用 . 全科医学临床与教育 . 2005，3（2）：65~67.